手把手教你 养护关节

著

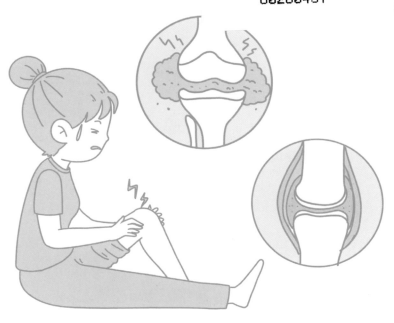

江苏凤凰科学技术出版社·南京

图书在版编目（CIP）数据

手把手教你养护关节 / 王杨雨凡著 . -- 南京：江
苏凤凰科学技术出版社，2025.1
　　ISBN 978-7-5713-3762-9

　　Ⅰ.①手… Ⅱ.①王… Ⅲ.①关节疾病－防治　Ⅳ.
①R684

中国国家版本馆 CIP 数据核字 (2023) 第 180500 号

手把手教你养护关节

著　　　者	王杨雨凡
责 任 编 辑	汤景清
责 任 设 计	蒋佳佳
责 任 校 对	仲　敏
责 任 监 制	方　晨

出 版 发 行	江苏凤凰科学技术出版社
出版社地址	南京市湖南路 1 号 A 楼，邮编：210009
出版社网址	http://www.pspress.cn
印　　　刷	佛山市华禹彩印有限公司

开　　　本	718mm×1000mm　1/16
印　　　张	12.75
字　　　数	183 000
版　　　次	2025 年 1 月第 1 版
印　　　次	2025 年 1 月第 1 次印刷

标 准 书 号	ISBN 978-7-5713-3762-9
定　　　价	68.00 元

图书如有印装质量问题，可随时向我社印务部调换。

CONTENTS 目录

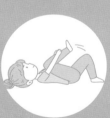

综合篇：与关节息息相关的那些事 /139
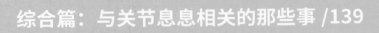

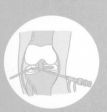

特别篇：骨科诊室故事 /167

写在最后：不同年龄，关节养护各不同 /191

上肢关节篇

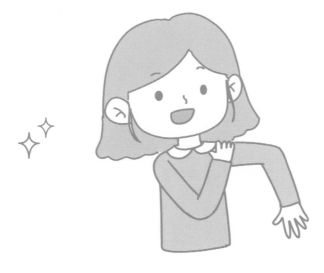

还没到 50 岁就肩痛，是肩周炎吗

肩周炎在民间常被称为"五十肩"，这是因为，很多人都是在 50 岁前后发病。在我的临床经验中，肩周炎患者的年龄确实大多在 48~52 岁之间，这说明，"五十肩"这个俗称，还是有其科学性的。反倒是"肩周炎"这个名词在专业领域已经"过时"了。

≫ 1 分钟先了解

"肩周炎"这个术语是怎么形成的呢？

肩部是我们人体常常发生疼痛的部位。很多人发现，到了一定的年纪，肩膀就开始疼痛、抬不起来。在早期人们对肩膀的研究不深入，也不能区分疼痛的原因，就把这个部位的各种疼痛统称为"肩周炎"。

随着临床经验的积累，很多医生都发现，同样是肩周炎患者，其症状、表现却并不一致，对治疗和康复锻炼的反应也大不相同。加上医学研究者对肩关节解剖结构、疾病的病理机制等研究得越来越深入，最终，医学研究者发现，"肩周炎"并不只对应某一种疾病，它更应是一大类肩关节疾病的总和。现在，骨科专家们认为，传统的肩周炎实际上包含了这些疾病：肩袖损伤、冻结肩、肩峰撞击综合征、肱二头肌长头腱炎、钙化性肩袖肌腱炎、肩关节盂唇损伤、肩锁关节炎，等等。

这么多种疾病，不仅临床表现有差异，治疗措施也不尽相同。如此一来，让它们共用一个"肩周炎"的病名，就不合适了。只不过，现在很多人都还习惯用"肩周炎"来概括肩膀的疼痛不适，所以我们姑且还用着它，终有一天，随着人们观念的更新，"肩周炎"这个不够准确的名字，便会成为历史。

≫ 肩痛了，应该怎么办

　　如果肩痛比较剧烈、症状比较持久或反复，建议去医院就诊。如果想得到更精确的专家意见，可以去开设有运动医学、肩病专科或关节外科的医院（往往是比较大的三甲医院）。

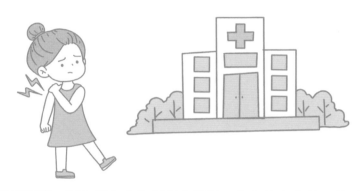

　　到了医院，医生首先会询问您的情况，给您检查身体；然后，医生会根据初步判断，给您检查颈椎和心肺，因为颈椎病和一些心肺问题也可能引起肩膀剧烈疼痛。很多检查都是为了排除某些严重的隐患，比如肩部肿瘤，因此不要因为没查出来问题就认为医生是在"骗钱"，医生诊断疾病就像侦探查案子，获取越多的线索，排除越多的干扰项，就越接近正确答案。

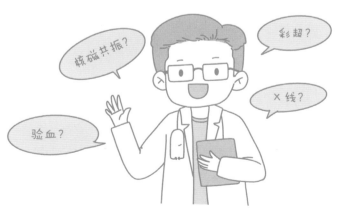

根据检查结果，医生可能会建议您进行肩关节镜手术治疗，对肩袖撕裂、盂唇损伤这类问题，手术的作用是把撕裂的部位修补起来，减少今后出现力量下降和功能障碍的概率，也能一定程度上缩短病程；如果没有严重的损伤，医生会建议您保守治疗。保守治疗，不等于不治疗，更不等于放弃治疗！保守治疗包括药物、康复等多种手段，只要您遵医嘱吃药并坚持康复，保守治疗也能帮助您更快战胜肩部疼痛。

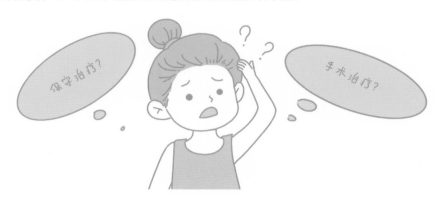

保守治疗？

手术治疗？

提醒

　　如果您的情绪不佳或睡眠严重受影响，可以去看精神心理科医生（这并不意味着您是精神疾病患者），他们有办法帮您改善情绪和睡眠。

　　如果您同时患有糖尿病、风湿免疫系统疾病或，请一定配合治疗，控制好病情，否则您的肩痛可能会久治不愈。

吃止痛药会有依赖性吗

您是不是在担心自己会对药物产生依赖，不敢吃止痛药呢？有这种担忧，说明您是一个有自律意识的人，也对药物有一定的了解。不过，我们还是先来看看，到底什么是药物依赖。

在专业的《精神病学名词》里，对药物依赖是这样定义的：

> 药物依赖，又称药物成瘾，是指长期或反复应用某种药物产生精神或躯体上的依赖性，持续地或周期性地渴望重复应用该种药物的现象。

也就是说，要出现药物依赖，首先您得持续不断地、反复地吃药，其次，您吃了药就不能停，要是停了，就什么也干不了，只想赶紧再继续服药。确实有些药物会影响神经，造成成瘾，但对这类药物，我们国家及医院的管理都很严格，您想吃医生都不会随便开给您。我们平时能买到的止痛药，从药理上来说，只要按说明书要求服用就几乎不可能成瘾。

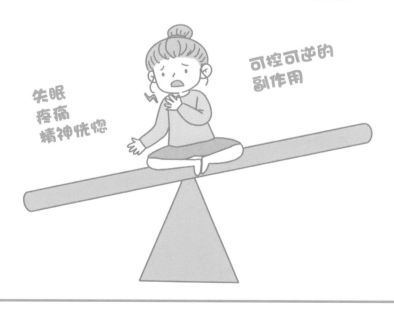

失眠
疼痛
精神恍惚

可控可逆的
副作用

我们常用的止痛药主要是非甾体抗炎药，是通过抑制炎症反应发挥止痛作用的。药物在发挥作用的同时，会有一些潜在的副作用，但是大多都是可控制可逆转的。而且，这类止痛药医生往往也不会让您长期服用。如果疾病本身给身体带来的危害和痛苦是 7 分，并且是确定发生、不可控、不可逆转的，那么药物副作用带来的危害就是 3 分，并且不一定发生在您身上，即使发生了，常常是可控制可逆转的，那孰好孰坏，是不是一目了然？

》 中医可以治疗肩痛吗

肩痛可以尝试用中药、针灸、理疗等传统的方法来改善，但是一定要去正规中医院，辨证施治。很多人喜欢道听途说，去某个"神医"那里按摩、开药，可能一时肩痛缓解了，却导致了更严重的问题，得不偿失。

同时，我们也要树立科学理念：中药并非没有副作用，只不过很多中药的药用成分复杂，药理研究也还不透彻，因此还难以明确有哪些副作用。在一些中成药的说明书上"不良反应"这一栏，写着"尚不明确"。但尚不明确不等于没有，一定要听从医生的专业建议，不可自己乱吃药。

提醒

科学地进行康复锻炼，是缓解肩痛的重要方法之一。关于康复锻炼的具体动作，相信您的医生已经教给您了，如果没有，可以再次询问或找专业的康复医生指导。

我把自己经常指导患者的一些简单动作，放在了我的公众号上，您可以扫描封底的二维码，添加我的公众号"骨往筋来王博士"，并回复"肩周炎"，来获取视频教程。

多数人肩痛都会合并冻结肩，也就是肩关节粘连。

肩关节粘连一般分为 3 个阶段：起病阶段一般都会出现明显的疼痛感；到了中间阶段，肩关节的很多功能都会受到限制，抬肩、侧举、后摸等都会受到影响，肩膀犹如被冻住了一般，俗称"冻结肩"；发展到后期，疼痛和冻结状态都会逐渐缓解。"肩周炎"的疼痛和粘连症状都是自限性的，1 年到 1 年半之后，85% 以上的患者，其症状都能自行缓解，只有少数特殊情况或本身患有糖尿病又控制不好的人，症状才容易迁延不愈。所以，如果看过医生、做完了检查，医生告诉您问题不大，就该吃吃、该喝喝，按时康复锻炼，痛得难受就遵医嘱吃消炎止痛的药物，不用因为它而过度焦虑。

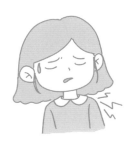 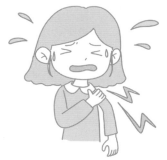 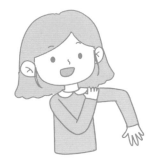

肩部疼痛　　　　　　　　"冻住"　　　　　　　　缓解

 健康寄语

疾病可能会过去，但是在对抗疾病过程中的心理状态改变，却可能对您造成长期影响，要保持乐观的心态。肩周炎不是绝症，对大部分人来说也不属于慢性病，我们要驾驭它，而不是被它牵着鼻子走。肩痛就像暴风雨，总有一天会过去的。

肩袖损伤很常见，重在改善症状及功能

很多朋友看到"肩袖损伤"这个词的时候会感觉很陌生，如果将它替换成"肩周炎"，是不是就熟悉了很多？

所谓肩袖损伤，其实就是"肩周炎"所包含的一大类肩关节疾病中最常见的一种。作为非专业人士，我们没必要深究肩袖损伤的发病机制，可以这样去理解它：肩关节里有一些被称为"肩袖"的肌腱，它们在活动肩膀时发挥重要的协同作用，这些肌腱发生了退变、损伤、撕裂甚至断裂，就是肩袖损伤。

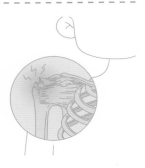

》 1分钟先了解

肩袖损伤的人多吗？答案是：非常多。

2019年一项权威指南中给出了如下数据：50岁人群中，肩袖损伤的发病率为13%，这一比例，在60岁人群中为20%，在70岁人群中为31%。

这是个什么概念呢？ 50岁以上的人群中，可能有1/5的人受到这个问题的困扰。更何况，我们国家正在快速进入老龄化社会，在不久的将来，肩袖损伤的患病人数会越来越多。

》 肩袖损伤，怎么治

当您发现自己肩膀疼痛明显，经过休息也不能缓解时，应该去医院就诊。专业的医生查体后，会给您开核磁共振或者肩部彩超等检查，检查结果会提示您的肩袖有没有损伤、伤到什么程度、接下来怎么治疗。通常，您会面临的情况有如下两种。

▶ 1. 撕裂明显，需要手术治疗

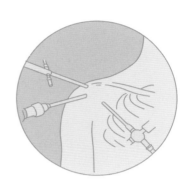

如果肩袖组织撕裂很明显，这时候医生可能根据情况建议您做肩袖修补手术。这个手术就是在您的肩膀上切开几个 1 厘米的微小切口，利用关节镜、带线锚钉等将撕开的肩袖重新修补、固定。有些时候撕裂口较大，或者受限于设备硬件，也可能选用 3~5 厘米长的小切口来完成手术。

▶ 2. 无明显撕裂，可保守治疗

肩袖虽然退变或损伤了，但是并没有明显撕裂，或者医生结合您的年龄、症状等综合判断，认为您不需要手术，那么保守治疗即可。

保守治疗的方案很多。口服药物、注射治疗、物理治疗、冷敷、热敷、康复锻炼等，都属于较为常用的方案。

口服药物

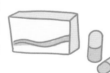

对于关节疼痛，一般医生常开具的是消炎止痛药。这一类药，本书单独有一节来说明其具体功效和适用场景，可供参考和解惑。口服药物本身可能不能修复肩袖，也可能不能让疼痛完全消失，但是它是能够改善很多症状的重要治疗手段。

注射治疗

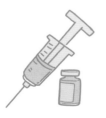

肩关节的注射治疗包括肩峰下封闭治疗、玻璃酸钠注射、生物制品注射等。

现阶段，在封闭治疗方面，诊疗指南还没有明确的指导意见。我个人的看法是：封闭治疗可以用于短期改善肩部的症状和功能，辅助康复锻炼的实施，但是反复注射可能会产生局部或全身的副作用，因此不建议短期内反复使用。

玻璃酸钠注射的疗效仍存在争议，但也没看到明显副作用的相关报道。

对于生物制品（如富血小板血浆）注射，我个人的经验有限，但是美国医师协会的最新诊疗指南对其持谨慎态度。

物理治疗

物理治疗的手段很多，通常由理疗科医生来操作。一些研究发现，物理治疗可以改善肩袖损伤的症状，但可能很难阻止肩袖撕裂继续增大和相关肌肉萎缩、变性的进展。

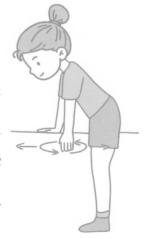

冷敷、热敷

很多人关节一疼就热敷，觉得热热的会舒服一些。但是事实正相反，无论是对关节急性疼痛、扭伤还是康复锻炼之后的疼痛，冷敷的止痛和控制肿胀效果都更好。等到平时不是很疼时，就可以尝试热敷，来促进血液循环。除简单的冷敷和热敷外，还有冷热交替敷等手法，这是比较专业的运动医学医生给运动员的操作，有需要的话，可以找医生询问。

康复锻炼

听到"锻炼"您可能会觉得很简单，不像是治疗手段。其实康复锻炼非常复杂，也非常个体化。专业的康复医师在对您的肩膀进行充分评估之后才会制订您专属的康复计划。您可能听说过一些改善肩关节功能的锻炼，如钟摆训练、爬墙训练等，就是针对肩部的康复锻炼，具体怎么做，可以看我公众号中的视频讲解。

健康寄语

　　由于肩袖部位血供较少,它们在撕裂后很难自行愈合。保守治疗的目标,不是让撕裂的肩袖愈合,而主要是为了缩短症状期的病程、强化关节功能,缩短有症状阶段的时长,让我们更舒适。

　　大多数不需要手术的肩袖损伤患者,经过保守治疗,1 年到 1 年半后,症状可以逐渐缓解。而那些肩袖本来就没有撕裂,只是退变、水肿的患者,经过保守治疗后,则多数可以痊愈。

从来不打网球，怎么会得网球肘

网球肘是骨科门诊的常见疾病之一，我几乎每次出门诊，都会遇到两三例此病。

患者经常问我："医生，我从来不打网球，怎么会得网球肘呢？"

》 1分钟先了解

其实，网球肘并不是打网球才会得，只是因为医生最开始发现它在网球运动员身上多见，所以才起了这么个名字。

网球肘的学名一直在不断更迭，从肱骨外上髁炎，到伸指总腱炎，再到腕短伸肌腱和伸肌总腱的血管增生性腱病。这些名称听起来很学术，反映的是医学界对这种病的认识在不断深入。

》 哪些人容易得网球肘

根据经验，很少有患者是打网球才患上网球肘的。网球肘的患者主要分布在以下几类人群中：①家庭妇女，家政、保洁人员；②新生儿的妈妈或者奶奶；③工作常常需要反复用腕关节发力的体力劳动者；④羽毛球和乒乓球爱好者；⑤摄影爱好者和钓鱼爱好者；⑥每天长时间握着鼠标的人。

可以说，得网球肘的人，基本都是"勤快人"。网球肘本身不是什么大病，但是却能让勤快的您"勤快不起来"。

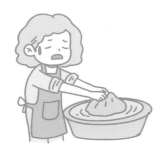

① 家庭妇女、
家政、保洁人员

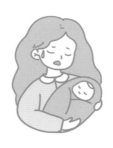

② 新生儿的妈妈、奶奶

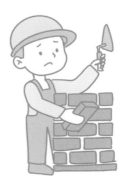

③ 体力劳动者

容易得网球时的人群

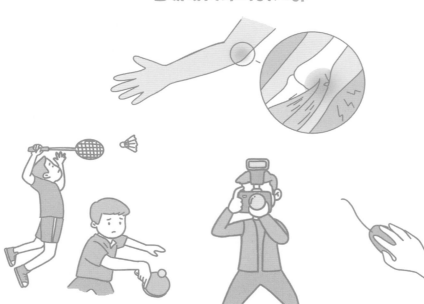

④ 羽毛球和乒乓球爱好者

⑤ 摄影爱好者和钓鱼爱好者

⑥ 每天长时间
握着鼠标的人

怎么判断是否得了网球肘

根据医学界的最新认识，网球肘的发病机制是附着在肱骨外上髁部位的几条肌腱在反复疲劳或者外伤后发生了肌腱的退变和微小损伤，往往表现在这一区域有固定的压痛点，一按就会剧痛，有些人还会有前臂区域的放射痛或肌肉酸胀感。

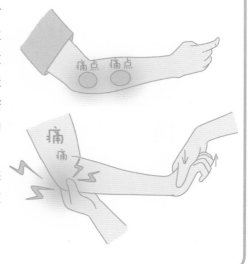

如果您有压痛点，又是前面六类人之一，而且拧毛巾或者伸直胳膊使劲弯手腕时也会出现上述区域疼痛，那就有可能是网球肘了。

知识链接　　网球肘的分期

临床上，网球肘一般被分为三期。

第一期：刚开始发病，患者此时的疼痛不是特别重，常在做特定动作或者劳动后加重，稍微休息就能缓解。

第二期：这个阶段，患者比前一个阶段疼痛的时间久且更严重，即使休息时也会疼一段时间。

第三期：发展到本阶段，患者的手肘在不活动时也会严重疼痛，甚至影响睡觉，涂药、贴膏药也不管用。网球肘能发展到这一期的患者，要不就是肘部受了外伤，要不就是太勤快又太能忍，因为这种疼痛，一般人是很难忍受的。

对于网球肘，临床上主要有保守治疗和手术治疗两大类方法。

▶ **1. 保守治疗**

（1）休息：就是彻底让疼痛的手肘闲下来，什么动作疼就禁止做什么动作。如果您总是端着照相机，就把照相机放得远远的；如果您天天做家务，就让其他人做；如果您总是抱孩子，那要么换个手抱，要么就只能盼着孩子快快长大了，因为让您不抱孩子，几乎是不可能完成的任务。

（2）康复锻炼：有的读者可能会感觉很疑惑：上一条不是让休息吗，怎么这一条又让锻炼呢？没错，这里的锻炼是指每天进行康复锻炼。休息是避免有害动作，而锻炼是缓慢地、规律地拉伸肌腱，放松肌肉，促进肌腱的修复。

具体要如何放松呢？在这里我推荐三种方法：①慢慢地做伸肌腱拉伸动作，动作时感觉轻微酸痛也没关系，动作轻柔一些即可，每组 5 次，每天 5~10 组；②每天轻柔地按摩痛处周围的肌肉、肌腱；③找个小台子架起手臂，拿一个矿泉水瓶或者其他有重量的物件，缓慢地做这种伸腕运动。也是每组 10 个，一天 5~10 组。

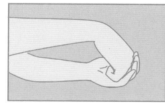
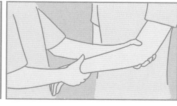
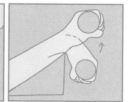

①伸肌腱拉伸动作　　　②轻柔地按摩痛处　　　③伸腕运动

（3）吃药：疼痛严重的话，可以通过吃止痛药来缓解，记得要去正规医院让医生开药，并遵医嘱服用。也可以局部外涂一些止痛软膏，每天涂 3~6 次，涂药的范围要尽可能大一些，包含疼痛处及周边区域。

（4）冷敷＋热敷：疼痛明显时用冷敷，平时用热毛巾、热水袋，或是其他有发热功能的产品进行局部热敷，注意防止冻伤和烫伤。

（5）体外冲击波：这是一种尚在探索中的物理疗法，在实践中，也有一定的疗效，如果您想尝试这种疗法，可以去正规医院的理疗科体验。

（6）局部封闭治疗：如果您的疼痛范围局限、位置固定，就可以尝试局部封闭治疗，但如果您很难说清是哪里疼或者疼痛区域较大，局部封闭治疗的效果可能就不理想了。需要注意的是，每年同一部位不建议反复进行封闭治疗。

▶ 2. 手术治疗

有的医生主张到了第三期就应该手术治疗了，但我个人的观点是：不管是在哪一期，只要您想把病治好，就都先尝试正规保守治疗，如果半年后症状还是很严重，再考虑手术。

但如果疼痛是由外伤引起，或者疼痛处异常红肿，就要立刻去医院，让医生评估后决定治疗方案。

 健康寄语

其实，得网球肘是手肘在提醒您要好好休息了。您太累了，该歇歇了！再继续劳累的话，下一次可能就不止得网球肘这么简单了。

迷信"伤筋动骨一百天"，容易造成关节僵硬

"伤筋动骨一百天"这句老话，相信大家都不陌生。这句话有一定的科学性：根据我们的临床经验，无论是骨折还是韧带损伤，初步愈合的时间通常就是三四个月，差不多一百天。但这句话只考虑了损伤部位的愈合，并没有关注肢体的功能。在几十年前甚至古代，人们对"痊愈"的概念还停留在肉体的复原，如今，人们对肢体功能和生活质量要求往上跨了一个台阶，这句话就不适用了。

我的一个患者，就是因为这句话，错过了肢体功能恢复的重要时期。

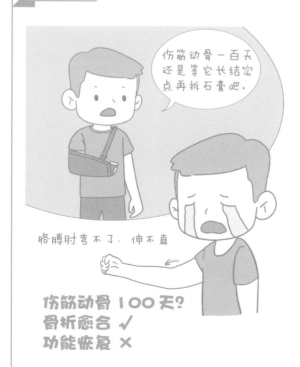

案例

伤筋动骨一百天还是等它长结实点再拆石膏吧。

胳膊肘弯不了，伸不直

伤筋动骨100天？
骨折愈合 √
功能恢复 ✗

老胡是一个建筑工地的领班，一次从1米多高的台子上摔下来，肘关节骨折。由于错位并不明显，医生给他胳膊上打了石膏，老胡就回工地了。

转眼过了1个月，他本来想去复查，结果工友说："伤筋动骨一百天，您这才1个月就拆石膏，不等它再长结实点？"老胡一听，觉得有道理。他记得医生嘱咐过，4周后要复查，3个月的时候还要复查。3个月不正好是"一百天"吗？于是，老胡就带着石膏熬了3个月，期间没少受罪：大夏天

不能洗澡，身上都臭了，工友经常拿这个嘲笑他。

3个月后复查，看X线片，骨头确实长得不错，但拆了石膏后老胡却发现，自己的胳膊伸不直、弯不了，一活动就撕心裂肺地疼。要知道，这可是右手，胳膊不能伸还好，最多是姿势难看点；不能弯，那刷牙、洗脸、吃饭、梳头、穿衣服都成问题。之后的一个月，老胡天天去医院做康复，吃了不少苦，最后肘关节能弯曲到80°，伸直则还差20°。

没办法，老胡只好来到我们这里，做了肘关节镜联合小切口的松解手术，术后又做了三个星期的康复锻炼。最终，虽然没法和左侧一样灵活，但右侧肘关节能弯曲到110°，老胡在日常生活中完全可以自理了。

>> **1分钟先了解**

为什么骨折后会发生关节僵硬？

如果骨折累及关节，或骨折同时发生韧带损伤，关节内发生出血、炎症等情况，愈合时这里会长得更"结实"，关节周围的软组织也会挛缩、僵硬。即使受伤的部位在骨头的中段，长时间固定不活动，两端的关节也会因为活动太少而僵硬，再加上肌肉萎缩，关节的灵活性也会大不如前。

肘关节是非常容易僵硬的关节。肘关节骨折后，只要打上石膏，3~4周就会开始出现关节僵硬。因此，如果您肘关节骨折了，在早期就要开始逐步进行功能康复锻炼。骨头长不好，还有机会弥补；功能一旦丧失，以后就麻烦了。

不仅是肘关节，全身各处的关节、骨骼、肌肉、肌腱都有这种特点，所以损伤后不仅要关注愈合问题，还要重点关注康复锻炼和复查时间的问题。

>> **早活动，晚负重**

要想让受伤的地方长得又快又好，一动不动是最佳选择，但是要想让伤处周围的关节功能受影响最小，越早活动则对它们越有利。

在两者不可兼顾的情况下，就应该在不同的阶段有所侧重，用一句简单的话概括就是：早活动，晚负重。

在骨折初期（6 周内），两个断骨之间没有较强的有效连接，全靠外部的石膏、夹板、支具等来保护，这时候就要先考虑愈合，将功能康复放在次要位置。这个时间通常在 4~6 周。所以，医生会让大多数骨折患者在骨折后 4~6 周复查、做 X 线检查、拆石膏。

骨折后 6 周至 3 个月，此时骨折断端之间有了一些连接，虽然弱，经不起负重，但依然能承受一般的、轻柔的不负重活动。在这个阶段，医生会让患者开始进行弯曲、伸直关节等简单康复锻炼，但是断处依然不能负重，例如，上肢骨折不可拿重物，下肢骨折此时也不能踩地负重走动。

如果前期恢复较好或是做了手术，骨折 3 个月后，骨折处就已经出现了硬性连接，此时医生会让患者再次复查、拍片，如果没有特殊情况，就可以逐步开始负重了。

"早活动、晚负重"能最大程度地兼顾断骨愈合和关节功能恢复，因此也就成了大部分骨折康复的"金科玉律"，但每个人的情况不同，具体还是应当遵医嘱。

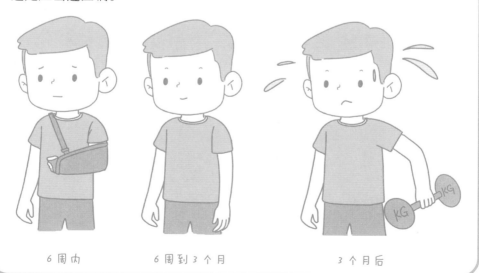

6 周内　　　　　　6 周到 3 个月　　　　　　3 个月后

做了手术也应该早活动吗

　　骨折听起来比肌腱损伤、韧带撕裂这种软组织损伤严重得多，实际上，骨折端血供往往很丰富，愈合也比缺乏血供的肌腱、韧带等组织更快。做了手术后，骨折处连接上钢板或钢钉，就会更稳固，虽然不能完全负重，但能更早地开始关节活动和练习肌肉收缩，这样可以更大程度地减少关节僵硬、肌肉萎缩、静脉血栓等并发症。不用担心钢板钢钉失效或松动，想让它们松动需要较大的力量，只要遵从医生的指导，一般都不会发生这种状况。

发现关节僵硬，及时求助

　　在康复过程中，如果发现关节僵硬，依靠自己的能力难以获得功能进步，就要及时求助于康复师或骨科医生。然后，在他们的帮助下，看能否继续改善。如果仍然困难，就要评估是否需要在简单麻醉下进行手法松解甚至手术松解了，这种松解治疗应该尽早，拖延越久，难度越大。骨折3个月之后，松解就比较困难了；半年之后，关节基本就定型了。因为关节骨折后的变化，不仅仅是关节不能动了，周围的肌肉、肌腱、关节囊、血管、神经等也会发生适应性改变，而这些，才是最难以改善的。

　　有些患者在骨折恢复的过程中出现了不适甚至关节僵硬，会因为各种原因不去医院复诊，这样是不对的。

　　医生的工作很多，不可能记得住每一个患者的问题，您不去找医生，医生也没办法知道您恢复得如何，只能默认您没有任何问题。如果您出现了不适，却不去找医生，您就可能因此而失去本该拥有的良好功能。因此，一定要多找医生，及时求助，千万别怕麻烦。

健康寄语

记住下面这几句话，有利于关节康复：

（1）即使没伤到关节部位，也要注意邻近关节的活动。

（2）即使肢体不能活动，静态的肌肉收缩也有助于维持肌肉量，盲目粗暴地按摩反而没多大作用。

（3）在功能锻炼的过程中，切忌暴力操作，锻炼的一般流程是：热敷—开始锻炼—练完后关节肿痛时冰敷。

（4）治疗和训练要遵医嘱，不要自作主张。在经济条件允许的情况下，找一个康复医生指导，可以有效减少错误康复引起的各种并发症，获得更好的肢体功能。

腕部骨折不陌生，重在预防和治疗

很多年前，一个大雪天，在一天的时间里我就给 17 个腕关节骨折的老年人打了石膏……我在下班时，心中很是无奈，因为：

有很多老年人，一不小心摔倒：

只是歪倒一下，髋部就骨折了；

只是坐地一下，脊椎就骨折了；

只是撑地一下，手腕就骨折了。

由于生理原因，老年人的骨质较年轻人疏松，只要很小的外力撞击就可能会骨折，到了雪天，往往会有更多的老年人摔倒，骨折频发也就不奇怪了。

》 1 分钟先了解

随着年龄的增加，骨头会变得疏松，髋部、腕部和脊柱等几个部位等因为骨质类型比较特殊，受骨质疏松的影响最大。因此，在老年群体中，髋关节骨折、腕部骨折和椎体压缩骨折是最常见的三种骨质疏松性骨折。

最常见的老年人骨折之一，就是在摔倒时下意识地用手撑地而导致的腕部骨折，而最常见的腕部骨折就是桡骨远端骨折，也叫 Colles 骨折，主要表现为畸形、肿胀和疼痛。

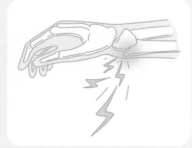

》 老年人腕部骨折怎么治疗

大多数老年人腕部骨折是可以保守治疗的，尤其是左手的骨折（左撇子相反）。原因在于老年人对腕部劳动和运动的要求较年轻时下降；此外腕关节也不同于膝关节、髋关节和踝关节，不需要负担体重，只要能用它完成洗脸、穿衣等日常活动即可。保守治疗就是让医生把骨折的地方拽开一点缝隙，然后复位，最后打上石膏、夹板或支具，维持复位好的位置。

　　如果腕部骨骼粉碎得很严重，关节面严重受累或无法维持复位位置，就需要手术了。但如果老年人本身基础病较重，对腕部活动要求较低，那对于较年轻者来说需要手术的骨折，此时也是可以考虑保守治疗的。

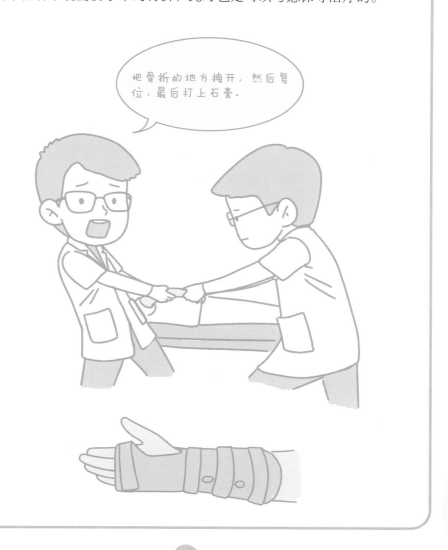

（1）做腕关节 X 线检查，明确骨折情况。

（2）手法复位＋石膏固定。

（3）做 X 线检查，查看复位后的骨头位置。如果位置尚可，就可以带着石膏回家了；如果复位不佳，就需要再调整；调整不好，可能就需要手术了。

（4）复位 1~2 周后，骨折部位消肿，此时石膏可能会变松，骨折处在不经意间也可能再次移位。这时要再去医院做 X 线检查，看看骨折端的位置是否有改变，如有需要，再次调整石膏。

（5）骨折后 5~6 周，骨折处会初步愈合，此时仍要做 X 线检查，医生参考片子的结果决定是否拆掉石膏。

（6）拆掉石膏后就要开始锻炼，以恢复腕关节功能。如果未及时开始锻炼，腕关节就很容易僵硬。受伤上肢的肩肘关节也需要进行功能锻炼，否则可能出现腕部愈合好了，肩膀却粘连疼痛的情况。

（7）伤后 3~4 个月，骨折就基本能愈合，但连接处仍比较脆弱。此时可以做些简单的日常动作，但是不能干重活、提重物，更要避免摔倒。

▶▶ 老年人腕部骨折治疗后应该怎么康复锻炼

保守打石膏的患者，可以按以下步骤进行康复训练。

（1）在用石膏固定手腕的 6 周里，每天抓握手指。如果无法自主抓握，可以用另一只手帮忙，每个手指都要完全弯下去。开始时可能会有些疼，多练习几天，疼痛就会减轻直至消失。

（2）6 周后拆除了石膏，就要开始练手腕的活动度。此时的训练是有可能导致

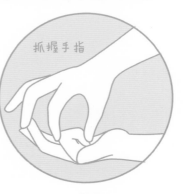

抓握手指

6 周内
（拆石膏前）

再次骨折的，但我的建议是，即使冒点再次骨折的风险，也要尽早锻炼：骨折还能治疗，僵硬就基本无法恢复了。手腕活动度练习要一直做到伤后3个月左右、手腕活动度完全恢复，才能停止。以下是几个常用的活动度练习动作。

动作一：转核桃，可以锻炼手的灵活性。

动作二：腕关节屈伸练习。

动作三：腕关节侧偏练习。

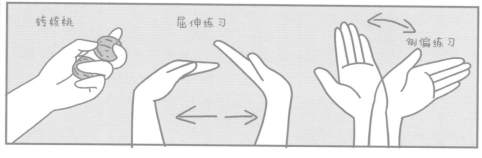

6周到3个月（拆石膏后）

（3）骨折10周后，可以练习拧瓶盖（腕关节旋转功能）。

具体方法：先用未受伤的手把瓶盖拧紧，松紧度以受伤的手刚好能拧开为宜，再用受伤的手拧开瓶盖，如此反复，循序渐进。这个动作不能开始得太早。

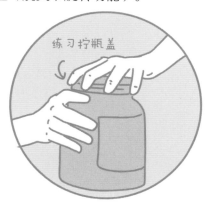

10周后

（以上几个动作，都可以在我的公众号"骨来筋往王博士"中看到完整的动作视频，可以关注后回复：腕部骨折。）

如果做了手术，骨头用钢板固定住了，那其实是很牢固的，因此术后两三天基本上就可以开始锻炼腕关节活动了，但具体怎么做，还是要听医生的话。

老年人如何预防腕部骨折

老年人腕部骨折，主要是因为骨质疏松加上外力造成的。为了预防腕部骨折，老年人应当格外注意骨骼健康，避免摔倒。

（1）每年体检都要进行骨密度检查，如果发现骨质疏松，就要尽快开始抗骨质疏松治疗。

（2）女性从绝经开始，男性从 55 岁开始，就要注重补钙和维生素 D。可以多吃钙含量高的食物，如奶制品、豆制品等，如果摄入不足，可以适量补充钙片，多晒太阳以获取足够的维生素 D。如果身体条件允许，每天运动 30 分钟以上。此外，也要戒烟戒酒、低盐饮食。

（3）预防摔倒：不管做什么都不要急，家里地面上不要有电线等绊脚物，夜间如厕应开灯，雨雪天尽量减少出门，卫生间地面可以铺张防滑垫。

健康寄语

腕部骨折后，如何才能更快愈合？不需要膏药、祖传秘方、骨头汤和猪蹄，只要好好补钙、多晒太阳、多吃高蛋白食物、重视锻炼即可。时间够了，骨头自然就长好了。

腱鞘炎，要遵循阶梯治疗原则

我们常说"牙疼不是病，疼起来要人命"。在骨科也有像牙疼这样的小问题，不算严重，却非常折磨人，腱鞘炎就是其中之一。

很多人深受腱鞘炎之苦，却对它知之甚少。腱鞘是什么？腱鞘炎又是如何发生的？已经患上腱鞘炎，是否有办法改善呢？这些问题，本节中都会为您解答。

》 1分钟先了解

想知道腱鞘炎是如何发生的，我们要先了解手的肌腱和腱鞘是如何工作的。我们的手指之所以能够灵活地屈伸活动，就是因为手指骨的掌侧和背侧都有肌腱，它们连接着肌肉和关节，肌肉收缩，肌腱就会拉动关节，使关节弯曲或伸直。腱鞘则是包裹在肌腱外面的一层组织，作用是保护肌腱。腱鞘内壁会分泌少量滑液，在肌腱来回活动时起到润滑作用。

》 腱鞘炎如何发生

我们以临床中十分常见的一种腱鞘炎，屈指肌腱腱鞘炎为例，来了解腱鞘炎发生的原理。

它的发生是这样一个过程：手指的肌腱长期处于紧张状态，或是反复使用，就会产生劳损，出现局部的增粗。每次手指屈伸到一定程度，增粗的部位就会被腱鞘卡住，患者会感觉到阻力，如果继续用力，会听到"啪"的一声，增粗的部位就会被强行拉进腱鞘，阻力也会突然消失。这种现象被称为弹响指，发出声响时，手指就像在扣动手枪的扳机，因而也叫扳机指，是腱鞘炎的典型症状之一。如果放任不管，增粗的肌腱和腱鞘长期反复摩擦，部分腱鞘也变得肥厚，腱鞘内的空间因此更加狭窄，即使肌腱不再增粗，也无法顺利地通过腱鞘，手指活动也就更加困难。在整个过程中，肌腱和腱鞘摩擦的部位就会产生无菌性的炎症反应，造成疼痛，有时还会出现轻度肿胀。

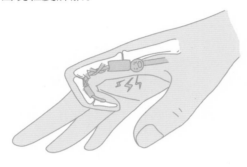

患有屈指肌腱腱鞘炎，手指做任何动作都可能引发疼痛，严重者手指在伸直休息时也会疼。

另一种常见的发生于腕部的腱鞘炎，叫桡骨茎突狭窄性腱鞘炎，它的原理和屈指肌腱腱鞘炎大同小异，只是部位不同。此处发生腱鞘炎，会让患者很难完成诸如拧毛巾、端锅等需要腕部活动、用力的日常家务劳动。

≫ 腱鞘炎怎么治疗

腱鞘炎可以遵循阶梯治疗的原则，根据病情的严重程度，来选择不同的治疗方法。

▶ 1. 限制活动＋外用药物治疗

可以买一个腱鞘炎支具，套在患病的手指或手腕上，限制它们活动，睡觉时最好戴着，白天也尽量戴着，避开引起疼痛的动作。这一步主要是让患处充分休息，很多人仅仅这样做3～4周就有比较明显的改善。如果疼痛明显，可以遵医嘱在痛处局部涂止痛药膏或口服消炎止痛药物。

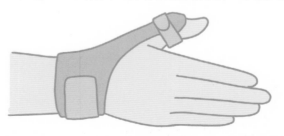

▶ 2. 封闭治疗

如果限制活动、外用药物不奏效，且疼痛的地方局限在一个点，一按就疼，可以应用封闭治疗，同一部位每年不应超过 3 次。

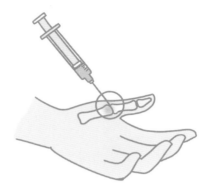

▶ 3. 手术治疗

有些病情严重或一直没好好休息的患者，疼痛始终无法减轻，对生活造成了巨大的影响，这时候可能就要到医院寻求手术治疗。一般来说，这是一个非常小的手术，医生通过一个小创口，把肥厚、粘连的腱鞘打开，将肌腱的"紧箍咒"摘掉。这个手术直接消除了疼痛的根源，因此效果立竿见影。

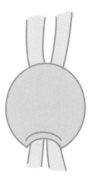 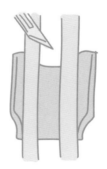

提醒

如果是婴幼儿，天生就有手指无法灵活屈伸的情况，应及时就医，很可能是患有先天性狭窄性腱鞘炎。

除上面所述的三种疗法外，还有些疗法如针灸、小针刀、理疗等，近几年理疗还发展出冲击波、超短波等手段。业界和患者对这些疗法的评价不一，作为补充治疗手段，我们也可以尝试，尝试时尽量选择正规的医院或康复机构。

　　无论选用哪一种方法，保证患处的休息、避免诱发疼痛，都是治疗的基础。一边治疗，一边让患处劳累，效果通常不佳。如果您无法彻底地给自己放个假，那至少放下手中的手机、鼠标、家务，给您的手放一会假。

 健康寄语

　　等腱鞘炎好了，可以做一些康复锻炼动作，避免经常复发。具体的动作很难以文字形式呈现，可以在我的公众号"骨来筋往王博士"中回复"腱鞘炎"，即可找到相关的视频，学习这些锻炼动作。

● 起床时手指僵硬，不一定是类风湿

昨天晚上，一个亲戚打电话来问我："我早上起来，手指关节有些僵硬、疼痛，握不紧，会不会是得了类风湿？"

很多朋友可能听说过，类风湿关节炎的患者有手指"晨僵"的现象，我的这个亲戚也是因此担心自己患上了类风湿关节炎。

临床上常说的晨僵并不仅仅是指早晨这一个时间段关节的僵硬。只要是在休息一段时间后，刚开始活动某个关节时出现僵硬或疼痛感，都属于晨僵。比如，一个人要从沙发上起身出门，在起身时感到膝关节僵硬、疼痛，走到大门时关节不适就几乎消失，这就是比较典型的晨僵。

≫ 1分钟先了解

指关节的晨僵确实是类风湿关节炎的典型症状，那么，是不是只要手指有晨僵，就可以确诊类风湿关节炎呢？当然不是。

具备晨僵特征的疾病有很多，比较常见的有两种：骨关节炎和类风湿关节炎。

如果出现多个指关节的晨僵，常常还伴有关节肿胀，晨僵时间较久，病程较长，就需要去医院的风湿免疫科排查类风湿关节炎，排查项目包括抽血检查、手部的 X 线检查等。

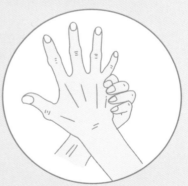

如果只是偶尔出现手指关节的短暂晨僵，尤其是中老年人，则不需要太过担心，很可能只是关节老化，患上了骨关节炎。

骨关节炎和类风湿关节炎

类风湿关节炎是免疫系统疾病，它的晨僵症状往往会持续一个小时以上，严重者可能持续一整天都不缓解。此外，类风湿关节炎往往病程较长，如果这种情况持续几周甚至几个月，就要注意了。

骨关节炎是关节发生了退变、老化，炎症反应没有类风湿关节炎重，一般骨关节炎的晨僵不会持续太久，僵硬、疼痛也不会太严重，往往稍加活动，就不知不觉地消失了。

提醒

很多人都喜欢通过查类风湿因子来诊断或排除类风湿关节炎。其实，类风湿因子的准确度并不高。现在已经有了很多更精确的血液检查项目，比如抗环瓜氨酸肽抗体等。

》 手指骨关节炎患者注意事项

（1）避免接触凉水，关节僵硬或疼痛明显时，要减少手的活动。

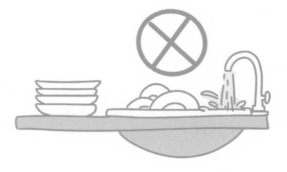

（2）如果疼得厉害，可以外涂些消炎止痛的药膏（一定要去正规医院开药）。

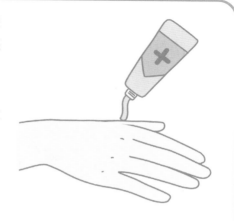

（3）早晨起床后和晚上睡觉前，用温热水泡手；在泡手的过程中，做一些简单的手指操：①首先，全力握拳，让每个手指关节都弯曲到最大限度；②然后，完全伸直手指关节，把五指张开；③最后，进行分指、并指练习。

动作整体连起来就是：握拳—张开—并指—分指，如此循环 10~20 次。有些人因为指关节疼痛，不肯活动手指，关节就容易僵硬。多做这类手指的练习，可以改善疼痛和僵硬。

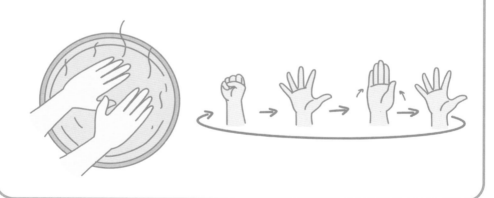

 健康寄语

如果是类风湿关节炎引起的晨僵，仅靠上面三个小方法是难以控制的。一旦确诊类风湿关节炎，就要严格按照风湿免疫科医生的指导来规律用药，并定期复查。只要将风湿控制住，晨僵自然会减轻甚至消失。

下肢关节篇

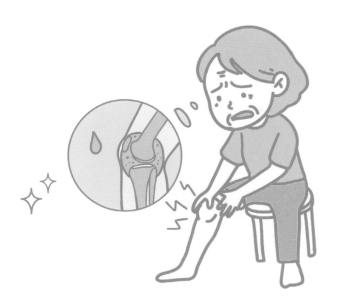

股骨头坏死，为什么找上门

如今，股骨头坏死已经是大众耳熟能详的名词了，一听说这个病，很多人的脑海中都会浮现出患者跛行的画面。

股骨和股骨头是一体的，明明股骨的其他部位很正常，股骨头为何会先"死掉"呢？

股骨头坏死的病理机制很复杂，简单来说，股骨头坏死，源于股骨头内部血液循环被破坏。这种破坏包括小静脉的淤滞、栓塞，以及小动脉的受损、血流中断等。目前，这一发病机制是全球相关医学专家的共识。

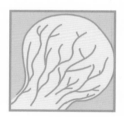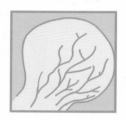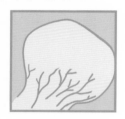

》 1分钟先了解

《中国成人股骨头坏死临床诊疗指南》（2020）提到，全国非创伤性股骨头坏死（不包括因受伤骨折导致的）患者累计已达 812 万。其中：

男性患病率为 1.02%，远高于女性的 0.51%；

北方居民患病率为 0.85%，高于南方居民的 0.61%；

城镇居民患病率高于农村居民。

这些患者只占了我们平时所理解的股骨头坏死人群的一部分，还有很多患者因为各种原因无法被统计在内，再加上创伤性股骨头坏死患者，总患病人数可能超千万。

哪些因素会导致非创伤性股骨头坏死

引发非创伤性股骨头坏死的风险因素主要有：糖皮质激素、酒精、高血脂、肥胖、高危职业（潜水员）、吸烟、糖尿病等。

如果您想知道在日常中可能接触的高危因素，可以参考日本骨科协会提供的《股骨头坏死临床实践指南》（2019），它列出了如下几点。

▶ 1. 饮酒

当前经常饮酒人群的发病率，是从不饮酒人群的7.8~13.1倍，且每日饮酒量越大，风险越高。

▶ 2. 抽烟

当前仍抽烟者的发病率是从不抽烟者的 3.9~4.7 倍。

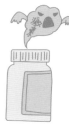

▶ 3. 激素药物应用史

有过激素药物应用史人群的发病率是从未应用过激素人群的 20.3 倍。

▶ 4. 性别

男性的发病率是女性的 1.6~2.7 倍。

▶ 5. 系统性红斑狼疮

系统性红斑狼疮患者的发病率是"除系统性红斑狼疮之外的其他风湿免疫系统疾病"患者的 2.6 倍。

骨折时常会出现断端的错位，经过断端的血管也会被破坏、扯断，继而失去功能。股骨头与其他骨骼相比较为特殊，它的血液供应主要依赖于几条流经股骨颈的主干血管，一旦这些主干血管在骨折时被破坏，股骨头就很难自行修复其血液供应。虽然医生可以通过各种方法来将错位的骨头重新对位并用螺钉固定，但骨头内部血管是无法对位的，即使对上，有些时候也无法恢复正常的功能，随着时间推移，这些股骨头就会因缺乏血供而慢慢坏死。有些人股骨颈骨折愈合良好，却在一两年后发现股骨头坏死，就是这个原因。

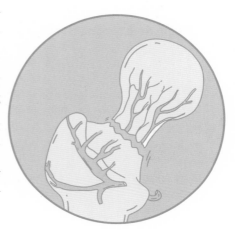

髋关节发育不良、髋股撞击综合征、强直性脊柱炎等髋部疾病的患者，在年龄较大时可能出现股骨头坏死。其原因跟骨折导致的股骨头坏死有所不同：上述几种疾病都会增加髋关节的骨头和骨头之间的撞击和磨损，久而久之，髋关节就会出现"关节炎"，有些会继而出现股骨头坏死。

一些颈肩腰腿疼痛的患者，不愿意相信正规医院的医生，觉得药有副作用，不愿意吃，反倒愿意相信一些"无名神医"。这些"无名神医"总是声称他们的药立竿见影、没有副作用。这些药，往往一吃就不疼，但一停药，过几天疼痛就复发。很多人不明就里，连着服上几个月甚至几年的药，身体越来越肥胖，有些人还会感觉到髋关节疼痛，这时去医院检查，就发现股骨头已经不可逆转地坏死了。

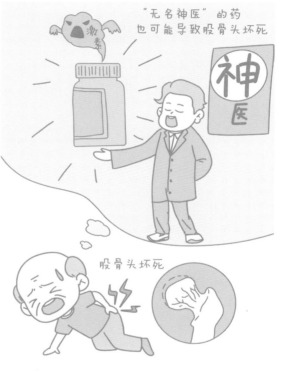

这到底是怎么回事？"无名神医"的药明明能止痛，为什么又会造成这么严重的后果呢？

在前面已经很多次提到过止痛药，其实在能止痛的药物中除了解热镇痛药，还有一些止痛药是糖皮质激素类。我们认知里的"激素副作用大"，说的就是这类药。激素是治疗很多疾病时不可或缺的药物，但它也有很多副作用，应用大量激素是发生股骨头坏死的重要因素。正规医院的医生，对激素的重要性和副作用都会有清晰的认知，开药时一定会考虑药物副作用，如果必须使用激素，也会提示患者短期服用并定期复查监测，这样，就能将副作用控制在可以承受的范围内。而"无名神医"提供的药中也有激素，他们不仅不会直接将副作用告诉患者，还会为了让效果更显著以获得利益和口碑，鼓励患者长期、大剂量地服药。"神医"赚得盆满钵满，而股骨头坏死等后果，只有患者来承担。

健康寄语 //

　　如果您现在正在服用"神医"给的药，就要赶紧止损。不要等到胖成满月脸、水牛背，股骨头都坏死了，还被蒙在鼓里，感谢"神医"给的"良药"，那可就成"冤大头"了！

　　有时候，药物起效慢，并不需要担心，但如果药效神速且来路不明，可就要当心了！

股骨头坏死根治不易，但可以勇敢生活

股骨头坏死不是恶性疾病，通常不会直接造成生命危险，却能让人丧失劳动力，严重者甚至无法行走。在我收治的股骨头坏死患者中，最小的只有十九岁，二三十岁的青年也不少。这个年龄段的人，有学习、工作需求，有运动喜好，有生活梦想，却患上这种让人倍感无力的病，很多人就此心灰意冷，认为自己下半辈子都只是他人的累赘，无法拥有正常人的生活，有的甚至意志消沉、抑郁甚至轻生。其实这是他们对疾病缺乏正确的认识而徒增恐惧感。

目前，全球的医学专家都还没找到让股骨头坏死真正痊愈的方法，因此它仍然被定义为一种难治性疾病。但随着科学的进步，股骨头坏死已经有了很多的控制和改善方法，可以最大程度地延缓疾病进展，提高患者的生活质量。这一小节，我们就来聊一聊，针对股骨头坏死，规范的治疗方法都有哪些。

》 1分钟先了解

随着病情由轻到重，股骨头坏死被分为不同的分期。

这些分期分型系统非常多，既有中国学者提出的，也有欧美专家提出的。我们常用的分期是 ARCO 分期。

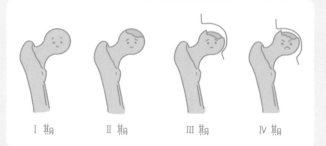

Ⅰ 期 Ⅱ 期 Ⅲ 期 Ⅳ 期

在实际临床中，不同医生参考的分期标准可能不同，但是整体而言：

Ⅰ期和Ⅱ期，代表股骨头坏死处于早期；Ⅲ期是分水岭，代表着结构变形的开始和加重，是中期；Ⅳ期（有些分类标准下还有Ⅴ期、Ⅵ期），代表着髋关节的关节炎阶段，属于股骨头坏死的晚期。

治疗不同分期的股骨头坏死，采用的方法也不同。临床上常用的治疗手段包括保守治疗和手术治疗两大类，每个类别里都有数种治疗方法。

保守治疗

保守治疗主要包括以下几个方法。

▶ 1. 保护性负重

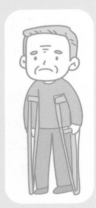

避免对抗性运动，日常使用双拐以减少股骨头承重，这样可以有效减轻疼痛，延缓股骨头塌陷时间。没有症状是否需要限制负重，要根据患者具体的情况来定，很难统一建议，但如果患者超重，就必须减轻体重。不建议使用轮椅。

▶ 2. 药物治疗

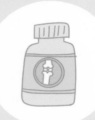

药物治疗主要是应用一些抗凝、降脂的药物来改善循环，或者用抗骨质疏松药来对抗骨破坏和骨吸收。药物可单独应用，也可配合保髋手术应用，医生会根据患者的具体情况来开具药物。药物治疗也许能改善一些患者的症状，或在一定程度上延缓病情进展，但这方面的研究结论并不统一。

▶ 3. 中医药治疗

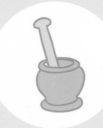

国内指南特别提到了中医药治疗。中医药治疗的方法很多，但都需要辨证施治，不能道听途说或是自己买药吃，如果想要尝试中医药治疗，一定要去正规的中医院骨科。

▶ 4. 物理治疗

物理治疗的方法包括体外冲击波、电磁场、高压氧等。这些方法主要用于改善疼痛，至于能否延缓疾病进程，目前还没有十分确切的证据。

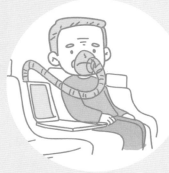

▶ 5. 制动与牵引

股骨头刚开始塌陷、坏死面积较大的患者，可以尝试制动和牵引等治疗方法，但效果也和物理治疗一样，没有十分确切的证据。

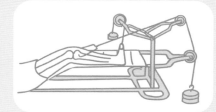

手术治疗

手术治疗的目的，不是根治或者逆转股骨头坏死，而是尽可能地避免进行人工髋关节置换（简称髋关节置换），如果无法避免，也要尽可能地延迟需要进行髋关节置换的时间。

▶ 1. 髓芯减压术

这种手术比较主流，主要针对的是股骨头坏死早期，但是对不同的患者，效果也有区别。

▶ 2. 植骨术（不带血管）

目前临床上对这种术式褒贬不一，不同的医生对此有不同的理解。在具体疗效方面，目前也没有形成共识，因此我个人

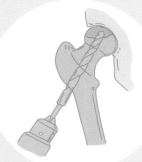

髓芯减压术

并不推荐这种植骨术。

▶ 3. 截骨术

截骨术可以理解成让原来的骨头挪个位置或者换个角度，让原来负重的区域不再承担那么大的重量。这个方法看起来似乎比较可行，也确实有很多医生在临床上应用了截骨术，只不过，相关研究仍未得到疗效肯定的结论。

▶ 4. 带血运自体骨移植术

这个手术一般用在早中期或中期，相对于不带血管的植骨术和截骨术这两种术式来讲，整体疗效相对确切。只是由于手术难度较高，很多医院的医生并不擅长这种手术。综合不同的临床研究来说，对还没有出现骨关节炎的股骨头坏死，这种方法有 60%~94% 的良好疗效。

▶ 5. 手术结合干细胞或细胞因子等促进再生

该方法是再生医学的一个重要研究方向。虽说当前的研究证据还不够充分，不能直接给出确切的效果数据，但随着研究项目增多，相信不久的将来就能得到更确切的数据。

▶ 6. 人工髋关节置换术

这是股骨头坏死的终极解决方案。这种解决，并不是"根治"，而是取走已经彻底失去功能的坏死股骨头，换成金属、陶瓷等材质的假体，以解决关节摩擦、塌陷带来的痛苦和不便。

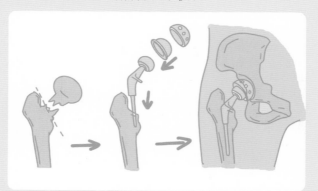

哪些人需要做髋关节置换手术？

股骨头坏死的终末期患者可能需要做髋关节置换手术。从 X 线片上看，这个时期患者的股骨头坏死已经发展到股骨头塌陷、关节间隙狭窄等阶段，是医生口中的"Ⅳ期""Ⅴ期"甚至"Ⅵ期"。同时，患者已经疼痛难忍，严重影响生活，此前也尝试了保守治疗，但效果不好。这时候，就可以考虑髋关节置换，好让患者较快地恢复生活质量和行动能力。

我还年轻，换了关节，以后关节假体用坏了，怎么办？

在过去我们确实不鼓励年轻人换关节，因为年轻人活动量大，置换后可能就要面临一次甚至多次的翻修手术。但是随着手术技术的不断发展，以及假体工艺的改进，现在假体已经能使用 20 年、30 年甚至更久。而且，二三十年后，随着医学的不断发展，说不定到时这根本就不是什么大事了，疾病对生活的影响每一刻都在发生，而手术对生活的改善可以说是立竿见影。因此，现在不少诊疗指南都已经不再将年龄作为人工关节置换术的主要考量因素了。

很多医患矛盾的产生，就是因为：患者认为自己花了钱、受了罪，就应该得到"根治"的结果；医生则认为自己按照诊疗指南、手术规范，做了标准的手术，效果不理想是患者病情导致的，不是由于自己水平低。只有经过良好的、充分的沟通，才能化解这种矛盾。

　　医生不能单纯地以技术成功"推断"患者满意，患者也不能单纯地以"有没有根治"来评价医生的治疗。在进行任何治疗操作前，都需要双方进行充分的沟通再决策。这一点，目前在国内很多地方都没完全做到。

老年人骨折后卧床，这些要点请注意

上周，骨科收了一位80多岁的患者。他是在夜里起床上厕所时摔倒，当时就站不起来了。老伴和子女叫了救护车将他送到医院，一做X线检查，发现是股骨颈骨折。这位患者的家庭和睦、子孙众多，本应享受天伦之乐，因为这次摔倒，接下来很长一段时间，他必须卧床，之后是否能再次站起来、是否能生活自理，就很难说了。他的家人更是急成了热锅上的蚂蚁，又着急又不知所措。他们接下来需要面临的问题，远比骨折这一件事多得多，比如：老人骨折卧床后会有什么并发症？如何给卧床又不能好好吃饭的老人保障营养摄入？怎样护理才能让卧床患者最快恢复？

为这位患者治疗时，我把他的所有子女都叫来，围坐在一起，好好讨论了一下这件事情。这一节，我就把这次讨论的主要内容总结一下，这样，万一有人不幸家中有老年人因骨折卧床，看了这一节，就知道应该如何应对了。

》》 1分钟先了解

绝大部分的骨折，本身并不致死，而骨折后的卧床，可能带来一系列的并发症，比如肺部感染、褥疮、尿路感染、肺栓塞、脑梗死等，这些并发症有时带来的损害远超骨折本身，甚至是老年患者死亡的重要原因。如果家中的老年人骨折了，无论是选择保守治疗而长期卧床，还是手术之后卧床养病，我们的护理重点都应该是避免卧床并发症，而不应将注意力全部放在骨折上。

» 卧床期间，应当注意什么

▶ **1. 保证营养**

骨折后，身体的消耗较大，如果不补充足够的营养，就没有康复的基础，身体就会越来越差。健康人每天需要的碳水化合物、蛋白质、脂肪、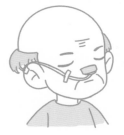水分、维生素、电解质以及一些微量元素，可以通过吃主食、蔬菜、水果、肉类等来补充，但是老年人往往食量较小，生病后因为疼痛、紧张，更不愿意吃东西，只靠自主进食，常常很难补够所需的营养。

更令人头疼的是，有些老人此时可能因为虚弱、谵妄、老年痴呆、性格等因素，无法配合进食足够的食物。那针对这些老人，如何保证营养摄入呢？答案是：插胃管。

胃管就是通过鼻腔或口腔伸入胃中的一条长长的管道，能让各种营养剂经由它直接打入胃里。虽然插胃管并不好受，但在救命的时候，不当机立断采取措施，就只能看着患者一天天地消瘦和衰竭。只有每天按时按量地将营养打入胃里，才能让身体康复有最基本的保障。除此之外，老年人在生病后，吞咽能力变差，容易将食物误吸到肺里导致吸入性肺炎，而这常常是致命的，插胃管能很好地避免这一风险。

开篇提到的老年患者，我在和家属沟通后就给他插了胃管。经过一周精细的调理和治疗，他的基础情况从入院时的中度贫血变为轻度贫血，白蛋白和电解质等各项身体指标都恢复到正常范围，精神状态也从入院时的嗜睡逐渐好转，后来▶天大部分时间都清醒着，还能向我们表达"饿"和"疼"。这些变化来自家人和医护人员的共同努力，但胃管作为保证他活下来的绿色通道，也功不可没。

坐起来！
坐起来！
坐起来！

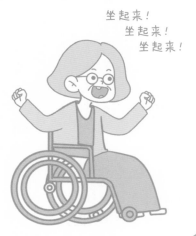

2. 坐起来

坐起来！坐起来！坐起来！——重要

的事情要说三遍。

对于普通人来说，坐是一个非常简单的姿势，但是对于一个面临着长期卧床、正在与死神搏斗的老年患者来说，坐是他最好的战斗姿势：坐姿让老年人有了将肺深处的痰咳出来的力量，能够有效降低肺部感染的发生率；时不时地坐起来、变换姿势，能够避免骶尾部长期受压，减少发生褥疮的概率；如果没有插胃管，坐着吃饭也能大大降低食物误吸的概率。

除了减少并发症的发生，能坐起来，也意味着患者的生活质量和心理健康有了一定程度的提高。从在病床上短暂坐起，循序渐进地到能较久坐在轮椅上，家人可以推着患者到户外晒太阳、散步，见到许多新鲜的事物，这是天天躺在床上无法做到的。

当然，反复坐起，可能会让骨折的断端没法很好地愈合，但是就算骨骼无法完全愈合，很多老年人也还是可以扶着东西慢慢行走，或是坐着轮椅外出，无论怎样，都比躺在床上看着生命一点点流逝要强得多。

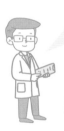

> 我的观点可能与医学教科书并不完全吻合。教科书作为知识的载体，是以疾病为中心的，追求是骨折愈合的最大可能；我作为一个人，一个医者，一个患者家属，想说的是从患者临终生活质量最大化的角度出发的一些个人看法。

3. 保持会阴的清洁和干燥

很多老年人卧床之后，大小便不能自理，如果护理者照顾不周，极易发生泌尿系统感染，而有些时候这些感染是顽固的、消耗性的和致命的。及时更换尿布、尿垫，保持会阴的干燥和清洁，让老年人多喝水，这些都能够有效降低泌尿系统感染的发生率。

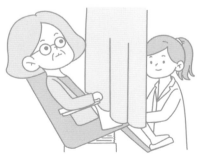

有的老年人因为害怕给子女带来麻烦，会通过少喝水来减少排尿次数，

这样反而会增加泌尿系统感染的风险，得不偿失。

▶ 4. 多活动，预防血栓

很多卧床的患者突然死亡的原因，是长期卧床，血栓形成并脱落导致肺栓塞。想要预防血栓生成，可以让患者多勾脚、多活动上肢、多喝水，如果医生开具了预防血栓的药物，就要按时服用。但是如果老年人已经很虚弱，完全无法配合运动，那也不用强求。

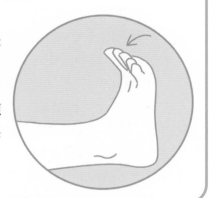

 健康寄语

照顾卧床的老年人，对护理者的要求极高。尤其是老年人出现了褥疮等并发症，又无法自理，甚至大小便都不能自己解决，就是对护理者、陪伴者的极大考验。

俗话说："百日床前无孝子。"在病房中看遍人情冷暖后，我希望大家在充分考量过自己和家人的精力、体力和耐力后，再慎重地分配照料的任务。细节做得越到位、照料得越全面，老年人越有可能挺过来。

不要轻言放弃，如果换作我们因重病躺在床上，他们也绝不会放弃我们。

毕竟，父母在，人生尚有来处；父母去，人生只剩归途。

髋关节骨折，老年人的不能承受之痛

髋关节您可能没听过，但是有个名词您肯定不陌生——股骨头。髋关节这里，有两个位置经常发生骨折，一个叫股骨颈骨折，一个叫股骨粗隆间骨折，都是发生在股骨头附近的骨折。

》 1分钟先了解

人的股骨上端与人体相连接的位置，我们称为股骨头，股骨头与股骨体相连接的位置就是股骨颈了，这里是股骨最脆弱的部位，很容易发生骨折。在股骨颈的下方有两个隆起的部位，我们称为股骨粗隆（包括大粗隆和小粗隆），这里虽然不像股骨颈那样脆弱，却是肌肉的附着点，因而很容易在受力时骨折。

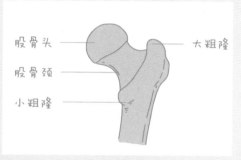

股骨头 ——　　　　—— 大粗隆

股骨颈 ——

小粗隆 ——

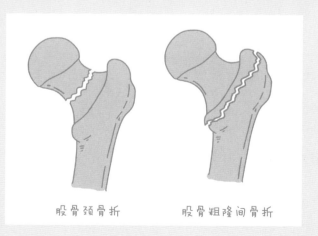

股骨颈骨折　　　　股骨粗隆间骨折

为什么摔得很轻也会骨折

在医学上，把老年人摔倒后的骨折叫脆性骨折，也称为骨质疏松性骨折，其根本原因是老年人骨头太过疏松，几乎没法承受任何的碰撞摔打。如果是年轻人，往往摔得很重也不会骨折，但是相同程度的摔伤，发生在老年人身上，可能就会造成骨折。有些老年人，甚至仅仅是打个喷嚏，或者坐公交车颠簸了一下，都会发生骨折，这些情况在骨科时常可见，并非危言耸听。

最常见的骨质疏松骨折部位是脊柱、髋关节、腕关节、肩关节，这些都是经常活动的重要关节。其中以髋关节骨折后果最为严重，因为这里骨折了，患者就无法走路，只能卧床。

骨质疏松

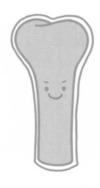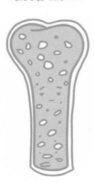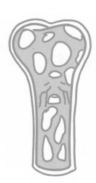

髋关节骨折了有什么手术可以选择

▶ 1. 股骨颈骨折

（1）人工关节置换：人工关节置换就是用关节假体替代受损骨骼。假肢植入后即刻稳定，只要置换过程顺利，大部分患者术后 1~3 天内就可以下地负重，这就避免了卧床导致的并发症发生。

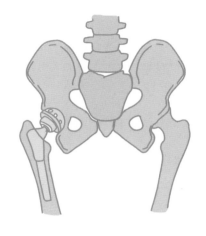

针对不同的年龄和身体的基础情况，人工关节置换又分为半髋置换和全髋置换。半髋置换，也叫人工股骨头置换，顾名思义，只换股骨头，不换对应的髋臼部位，半髋置换比全髋置换手术时间更短、风险更小，但是因为只置换了一部分，使用寿命相对较短，因此它适用于身体情况较差或预期寿命较短（＜10年）的老年人。而全髋置换，是将股骨头、髋臼一并置换，假体的使用年限比单换股骨头要长很多，一般适用于身体情况较好、预期寿命较长的中老年人。

（2）空心螺钉固定：空心螺钉固定实际上就是把骨折端用螺钉固定。它保留了原有的股骨头，如果骨折愈合良好，也没有发生创伤性的股骨头坏死，那么股骨头仍然是"原装"的，也就不会有使用寿命的问题。

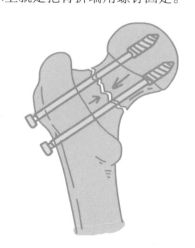

可能有读者会问："这多好啊！为什么不都用这种方法呢？"

因为这个手术也有缺点：第一，因为这种手术的本质是固定骨折端，所以在骨骼愈合到有具有足够强度之前，患者都不能下地负重，需要6~12周，老年人往往无法承受这么久的卧床；第二，股骨颈骨折后发生股骨头坏死的概率较高，术后三年内很可能继发股骨头坏死。

综上所述，这种手术方式仅适用于年轻患者的股骨颈骨折，年轻患者卧床久一点也没事，同时他们的预期寿命长，换了人工假体就要考虑假体使用年限的问题。选用这种手术方案，是为了给他们的骨骼一次愈合的机会，万一发生股骨头坏死，再做全髋置换也不迟。而对老年人来说，要优先考虑多次手术和卧床带来的风险，假体使用年限不是首要考虑的因素，所以一般不选用这种手术方式。

▶ **2. 股骨粗隆间骨折**

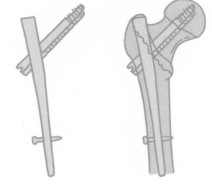

（1）髓内钉固定：顾名思义，髓内钉固定就是在骨髓内打入固定用的钉棒。由于这个部位骨折的患者多为高龄，往往伴有严重的骨质疏松，常见粉碎性骨折，这种插入髓腔的髓内钉，就像骨折端之间的"主心骨"，能将主要的骨折块固定在一起，方便它们愈合。

这种手术是一种微创技术，只需要开 2~3 个很小的切口就可以完成。熟练的骨科医生，从切口到完成手术只需要 20 分钟。

髓内钉固定和空心螺钉固定本质是一样的，要等骨骼强度足够，患者才能下地负重，因此高龄患者同样面临着卧床带来的风险。

（2）动力螺钉技术（钢板+钉）：这种方式是曾经流行的经典技术，目前，在一些没有普遍进行髓内钉固定的地区和医院，动力螺钉技术仍然是治疗粗隆间骨折的主要方式。

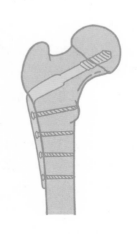

虽然动力螺钉技术现在已经不再是主流手术方式，但对于一些粉碎程度高或位置特殊的股骨粗隆间骨折，没法用髓内钉固定的，有时候还必须用这种相对传统的手术方案。

对股骨粗隆间骨折的老年人来说，选择哪种手术，要看医生的评估。做手术很难完全避免卧床，不过，手术的好处也很明显：术后三天左右，患者的疼痛感就能明显缓解，能坐起来甚至翻身，有活动需要也可以坐轮椅。只要尽可能地保证活动，卧床带来的风险也是可以降低的。

可能又有读者会问："为什么这种骨折不能用人工关节呢？"其实一小部分粗隆间骨折患者也是可以做人工关节置换的，但是相比股骨颈骨折的关节置换手术，股骨粗隆间骨折的置换手术难度较高、效果不够好，对患者身体素质的要求也更高，因此现在的主流治疗方式还是髓内钉固定。

什么情况可以不做手术

从治疗效果的角度来看，移位明显的髋部骨折是无法自然愈合的。这也就意味着，有些老年人如果不做手术，要先熬过长达几个月的卧床，即使熬过去了，保住了性命，自理能力也会大打折扣，甚至可能无法再次站立行走。

当然，如果老年人基础疾病太多，可能上了手术台就下不来了，那这种情况属于手术的禁忌证，即使家属强烈要求做手术，医生也不会同意。

如果老年人有以下几种情况之一，就不建议再做手术了，因为机会渺茫，反而还会大大缩短家人最后在一起的时间：

（1）平时就因为各种原因无法走路的老年人，最好就不要做手术了，尤其不要进行关节置换。因为让骨折愈合也好，关节置换也好，目的都是让患者能够重新站起来。如果老年人本来就站不起来、走不了路，那么做手术就没有获益，自然没必要去冒险。

（2）已经有肺部、泌尿系统等感染的老年人，如果无法控制住感染，最好也不要手术。

（3）因无法自主进食，而致身体极度虚弱、严重营养不良，或者重度贫血，处于全身衰竭状态的老年人，也建议不要再冒险了。

（4）如果老年人最近发生过脑梗死、心肌梗死，在手术期间和术后一段时间内，梗死再次发作的可能性非常大。

（5）老年人的身体状况不允许卧床一个半月的，除关节置换之外，其他的手术方式都不建议。

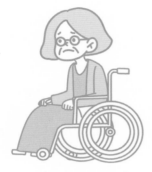

本来就无法站起来

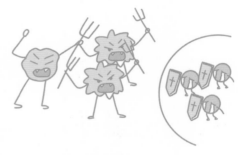

无法控制住感染

不建议做手术的
几种情况

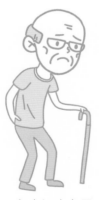

身体极度虚弱

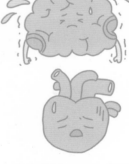

有脑梗死、心肌梗死

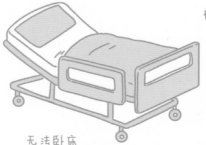

无法卧床

健康寄语

　　对骨科医生来说，髋部骨折是相当常见的一种老年性骨折；对患者和患者家人来说，这却是一个灾难。

　　美国曾经有一个大样本研究显示：不分性别，不管开刀还是保守治疗，无论基础情况好还是差，70岁以上的老年人只要发生了髋部骨折，在一年以内的死亡率就超过20%；而当时挺了过来，以后出现不同程度的自理障碍的概率也近50%。这是一个很残酷的数据。

　　家中有老年人，要注意这些细节，预防跌倒：A. 卫生间装扶手；B. 洗澡间地面要有防滑垫；C. 鞋底磨平了应该及时换新鞋子；D. 家中避免放置易起褶皱、易滑动的地毯；E. 家中地面不要有明线、门槛等；F. 起夜去厕所的必经之路上装感应灯；G. 若有眼部疾病，应及早治疗；H. 不要站着穿裤子；I. 蹲着或者躺着的状态下，起身后先缓一缓，当心体位性低血压；J. 雨雪天尽量不要出门；K. 开门和接电话等不要着急；L. 腿脚不方便者应该配备助行器或者拐杖。

　　如果您的家中有老年人，现在就要着手预防骨质疏松和摔倒，等到事情发生了再补救，可能就来不及了。

髋关节撞击综合征，不是撞到才会得

"髋关节撞击综合征"对很多人来说十分陌生，可能还有人在确诊时很惊讶："我又没撞到过髋关节，怎么会得撞击综合征呢？"

别着急，先来看几个发生在我身边的案例吧。

案例 1

一位我熟识的护士长，喜欢游泳和瑜伽，有段时间，她发现自己每次做诸如蛙泳和盘腿等屈髋动作时，腹股沟都疼得厉害。

一次，我去她所在的科室会诊，这位护士长把我拉到办公室，说她可能得了"股骨头坏死"，担心得睡不着觉。

在我的建议下，护士长做了 X 线检查，看到结果后，我说："好消息是，不是股骨头坏死；坏消息是，这是髋关节撞击综合征。"

她从未听说过这个疾病，感到很茫然，问我应该怎么办。

我告诉她，要想改善这种症状，就要尽量减少引起疼痛的运动。护士长停了所有引起髋部疼痛的锻炼，把对髋关节活动要求较高的蛙泳和瑜伽，改成自由泳和跳绳。半年后再见时，她已经基本不疼了。

案例 2

我的上级医师，是专看关节疾病的主任。有段时间，他爱上跑步，成了一个定期跑者，还参加了半程马拉松。

跑了一年多以后，有次他告诉我，他可能得了"髋关节撞击综合征"，现在影响到跑步了，每次跑完，都会疼很久。后来他做了检查，验证了自己的判断，情况确实如此。

他进行了一些针对性的理疗和康复锻炼，但是，症状依然反反复复。他也想过要停止跑步，可跑步已成为他生活中无法舍弃的一部分。在往后的日子，他依然坚持跑步，只是髋关节的疼痛时好时坏，时轻时重。

髋关节撞击综合征是一种和运动相关的疾病。有人说："我并没有运动爱好啊？怎么也得了这个病？"那有可能您的髋关节相关解剖结构发育不完美，或者以前劳动、行走等活动模式不利于髋关节，又或者受过伤，等等。总之，这里的"撞击"，不是指患者撞到哪了，而是关节里的骨头和骨头的碰撞。

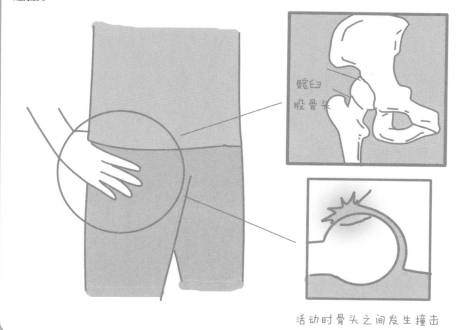

髋臼
股骨头

活动时骨头之间发生撞击

≫ 确诊了髋关节撞击综合征怎么办

首先，要减少或避免引起疼痛的运动动作。喜欢运动的人，应该调整运动方案，尽量选择舒缓的动作。

其次，可进行涉及髋关节、骨盆的下肢肌肉力量及协调性的康复锻炼。不过，人的关节状态千差万别，运动要求和运动基础也各不相同，统一的康复动作，并不一定适合您。所以，最好在有经验的运动医学医生或康复医生的评估和指导下，设计个体化康复方案。

再次，可以选择物理疗法和消炎止痛药物治疗，但目前物理疗法的效果尚不明确，用药也不是长久之计，最好同时进行其他治疗。

最后，如果症状显著且持久，经过 3 个月的运动调整、康复、理疗或针对疼痛症状的药物治疗后仍然无法缓解，病情对生活和运动影响较大，则可以考虑外科手术治疗。目前，开放性手术由于创伤较大，应用不多；髋关节镜手术虽然创伤小、恢复快，但是能良好掌握该项技术的医生并不多，因此需要先充分调研就医的医院和医生，再做出手术选择。手术是为

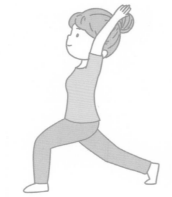
调整运动方案，选择舒缓的动作

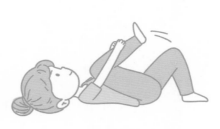
进行康复锻炼

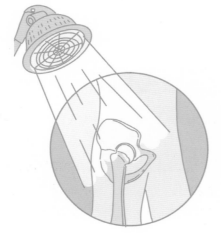
物理疗法

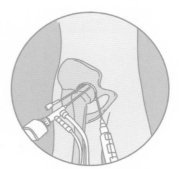
保守治疗无效可考虑手术

了缓解疼痛、延缓髋关节炎的进展，主要处理相互撞击部位的骨突、修补受损的关节盂唇等。术后六七成的患者疼痛和功能有所改善；术前症状十分严重、年龄较大、髋关节间隙狭窄明显以及术前疼痛和髋关节活动无关联的患者群体，手术效果欠佳的比例则较高。

 健康寄语

　　遇到这类由运动引发的病痛，首先要通过检查来区分到底是肌肉还是关节的问题，然后根据自己对运动和劳动的要求，以及对治疗的期望，和医生充分沟通，最终选择接受哪种治疗、是否要手术。选择手术时一定要慎重，前期了解的情况越多越好，不仅要了解自己的病情及预后，也要尽可能多地了解进行手术的医院和医生。

自身免疫病，症状很多样

一次，我正准备下班，一位熟人介绍的患者找到我。

患者 19 岁，是大学生，不是重体力劳动者，也没有运动爱好，却反复被髋关节疼痛、滑膜炎和积液困扰。他告诉我，自己看了好多家医院，都被诊断为髋关节积液、滑膜炎，但治疗了半年，也没好转。

为了确诊，我们好一番折腾：查了人类白细胞抗原 B27（HLA-B27），结果是阴性；做了骶髂关节 CT，显示有骶髂关节炎，但并不严重；我让他去风湿免疫科找专科医师，最终虽然无法确诊，但是高度疑似强直性脊柱炎。由于不符合用药指征，我们让患者先回去观察，嘱咐他多关注髋关节问题，定期复查。

一年多后，他确诊为强直性脊柱炎。

≫ 1 分钟先了解

不管是髋关节积液、膝关节积液，还是滑膜炎，都是症状，不是疾病。就像我们发热一样，发热本身不是疾病，而是疾病表现出来的症状。相似的症状，背后可能是完全不一样的病因。出现了关节积液、疼痛和炎症，只有第一时间找到具体的原因，针对原因进行治疗，才能有效改善症状。

≫ 发现这些，就要警惕自身免疫性疾病

强直性脊柱炎是自身免疫性疾病的一种，自身免疫性疾病还包括大名鼎鼎的系统性红斑狼疮、类风湿关节炎、干燥综合征等，它们通常都喜欢找年轻人，其中又以强直性脊柱炎最"青睐"年轻男性。

目前，我国强直性脊柱炎患者已经超过 500 万人，但很多患者都不是

因为"腰痛"这个最具辨识度的症状来看病的。仅从我看过的患者来说，有因为脚后跟疼来的，有因为反复不愈的膝关节滑膜炎来的，有因为髋关节疼痛积液来的，也有因为手指关节肿痛来的……我还遇到过一个患者，主诉是长期腹泻，辗转于消化科、感染科等多个科室，最终到风湿免疫科才确诊为强制性脊柱炎。因此，当您发现自己的关节疼痛、积液，却怎么也找不到病因时，一定要记得去风湿免疫科问问医生。

当您出现下面这十个问题中至少一个时，就要警惕自身免疫性疾病的可能了。

（1）年纪尚轻，却总是固定位置疼痛，超过三个月不见好转。

（2）膝关节肿胀、积液、疼痛，即使很少运动，也会反复发作。

（3）起床时感觉腰背部痛，活动后就会缓解，反复不愈。

（4）运动量不大，却总感觉脚后跟疼，甚至两个脚后跟都疼。

（5）长期腹泻。

（6）口干眼干，难以忍受。

（7）龋齿多且严重。

（8）眼睛经常发炎。

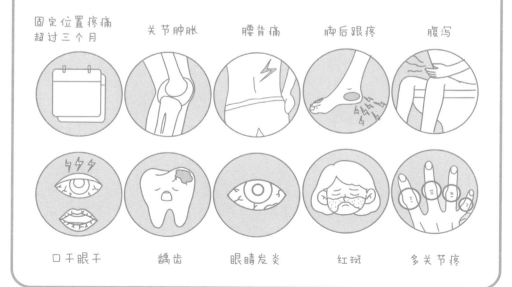

固定位置疼痛超过三个月　　关节肿胀　　腰背痛　　脚后跟疼　　腹泻

口干眼干　　龋齿　　眼睛发炎　　红斑　　多关节疼

（9）面部或身上莫名其妙地出现一些红斑。

（10）多个关节包括手指关节疼、肿、僵，早晨起床尤甚。

 健康寄语

　　治疗过程中最让医生感到头疼的一个问题是：为了确诊自身免疫性疾病，就需要查血、查腰部（骶髂关节）的核磁共振或CT，而患者常常不理解，说自己是膝关节疼，不同意查腰部。患者可能觉得医生是过度检查，医生也很难用几句话说清其中的关联：人体很复杂，有时疾病也很狡猾，表象和根源的距离常常很遥远，有时只有多想一些可能因素，才能揪出背后的元凶。

天生髋关节不好，发现越早，治疗效果越好

上周，有一位患者来看病。她今年42岁，说自己最近几个月总感觉走路多了髋关节就疼，尤其最近两个星期，疼痛越来越厉害，担心是股骨头坏死。在拿到她的X线片后，我告诉她，您这不是股骨头坏死，而是先天的髋关节发育不良导致的髋关节炎。听说这是"天生"的，她非常吃惊，说："什么？我天生髋关节就不好？我都四十多了，一直都好好的啊！就最近不到一年才疼！"

我理解她的惊讶和不解，但是这是事实。而且，目前仍然有不少这类患者还不知情，尤其是女性。

那天她是带着女儿一起来的，我告诉她："不仅您是，您的女儿也有可能是。"

她带女儿去做了个X线检查，结果证明，我的推断完全正确。

》 1分钟先了解

先天性髋关节脱位，简称"先髋"。民间称为"掉胯""脱胯"等，是指生下来髋关节就处于脱位、半脱位或关节对位关系不佳的状态。随着人们对该疾病理解的深入，目前它已更名为"发育性髋关节发育不良"，英文简称为DDH。

从"先天性"到"发育性"的名称变化虽然简单，却揭示了这个病并非完全由基因决定，而是在胎儿和婴幼儿时期，在发育过程中逐渐形成或加重的。

发育性髋关节发育不良分为四种类型：Ⅰ型和Ⅱ型相对较轻，只是髋臼对股骨头的覆盖不良，患者做各种运动时，髋关节受力状态异常，容易引起髋关节退变、关节炎等；Ⅲ型和Ⅳ型比较严重，患者会在很小

的年纪就残疾。上文提到的那位女士，就是Ⅱ型，所以她到40岁左右才开始出现症状；她的女儿是Ⅰ型，比她更轻微，如果不是做了检查，或许这辈子也不会被发现。

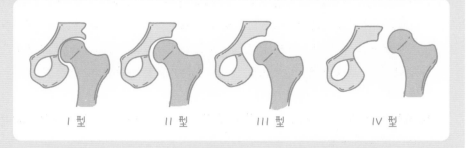

Ⅰ型　　　Ⅱ型　　　Ⅲ型　　　Ⅳ型

》 发现越早，越容易治疗

多数婴幼儿的发育性髋关节发育不良都是在儿保医生检查时发现臀纹不对称后，进一步检查确诊，或者在例行婴幼儿髋部筛查时发现。这类患儿是比较幸运的，因为问题发现得越早，处理起来也越简单。超过95%存在髋关节发育不良的患儿，在及时发现并正确治疗后，能够恢复健康。

臀纹不对称

如果能够在孩子出生后6个月内发现病情，轻微的只需要注意分腿抱姿，稍重一点的需要佩戴专业支具；

如果是在6~18个月发现，则往往需要进行闭合复位并结合特殊的人字形石膏固定治疗，严重者需要手术复位；

如果发现病情时，孩子已经18个月的月龄以上，就只能采用手术的方法来进行补救。手术方法包括切开复位、松解髋关节周围软组织、髋关节周围截骨矫形手术等，要带孩子到专业的儿童骨科医生那里进行评估、设计方案和实施手术。

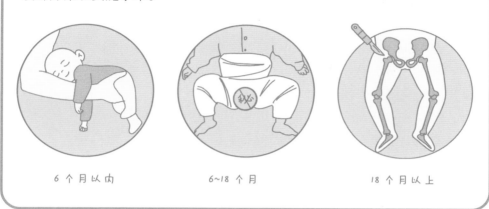

6 个月以内　　　　　　6~18 个月　　　　　　18 个月以上

》 确诊越晚，越棘手

很多孩子是在学步甚至上学后，出现走路跛行、疼痛、长短腿、步态异常等症状，才被带到医院，得以确诊，但此时治疗大多已经比较棘手，且治疗效果远远不如较小的孩子了。

如果是在成年后发现这些问题，并且出现了髋部的症状，就要到成人的关节外科去评估和治疗。对于已经出现髋关节炎的成年患者，有效的治疗手段比较少，但也可以采用这些方法应对：减少过量运动、减轻体重负担、在康复医生指导下进行髋关节周围肌肉锻炼和平衡性锻炼、疼痛显著时应用抗炎、止痛的药物。

遗憾的是，很多患者尤其是中老年患者，小时候由于医疗条件差，无法得到及时有效的治疗，直到现在才确诊，此时很多人的症状已经持续了很久，严重者甚至无法保留股骨头，只能置换人工关节来改善生活质量。

▶ 1. 尽早做髋关节的超声筛查

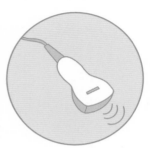

仅看臀纹是不准确的,不仅容易因看错而漏诊,很多臀纹不对称的婴儿并没有髋关节发育不良的问题。而超声既没有辐射,也不会造成痛苦,还能够发现绝大多数发育性髋关节发育不良。因此,推荐父母在孩子出生后 3 个月左右,至少进行一次髋关节超声检查;更严谨的做法是,在孩子出生 2~6 周时做一次髋关节超声检查,之后的每次儿保健康检查时,都复查超声,直到 9 月龄或孩子能独立行走。

▶ 2. 不要给孩子绑腿、打襁褓

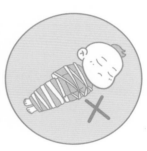

儿童要经历 O 形腿—X 形腿—直腿的发育过程,一般到 4~7 岁腿才定型,这是人人必经的生理过程。有些家长误认为孩子 O 形腿是病态,给孩子绑腿、打襁褓,不仅会干扰孩子下肢的正常发育,还会给孩子带来不必要的痛苦。

▶ 3. 发现问题,坚持规范治疗

如果孩子确诊是发育性髋关节发育不良,就要根据医嘱采用规范的支具或者石膏等方式治疗。这些治疗往往需要固定几个月,很多父母不忍心,偷偷地取下支具、拆除石膏。有些医生确实存在过度治疗的行为,家长如果觉得医生的治疗方案不够好,可以多找几位医生询问。尽量去找更专业、更权威的医生进行咨询,综合多位医生的建议后,再慎重地决定采用什么治疗方案。规范的治疗,会让孩子受益终身,仅仅因为"感觉"不好,而擅自终止对孩子来说可能是十分必要的治疗,这样不是爱孩子,而是害了孩子。

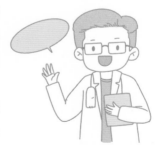

健康寄语

当发育性髋关节发育不良病情进展，造成髋关节炎严重或髋关节脱位导致明显残疾，严重影响生活质量时，就要考虑是否使用人工关节置换等终极解决方案了。

人类膝关节使用说明书

【产品名称】

通用名称：膝盖。

俗称：哥败子、波勒盖。

英文名称：Knee。

【产品规格与组成】

1. 骨骼三块

股骨（大腿骨）、胫骨（小腿骨）、髌骨。

2. 主要肌腱韧带六条

前交叉韧带、后交叉韧带、内侧副韧带、外侧副韧带、髌韧带、股四头肌肌腱。

3. 其他主要部件

软骨——覆盖在关节接触摩擦面上的"脆骨"。

半月板——膝关节内部的"减震垫"和"防滑塞"。

滑膜——分泌润滑液，润滑关节，减少磨损。

关节囊——把膝关节的整个区域覆盖包裹起来，形成关节腔。

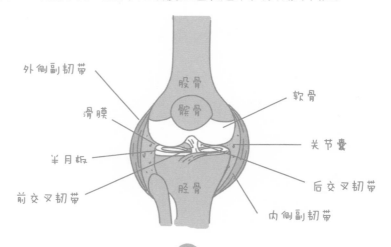

【产品有效期】

在中国，男性的膝关节平均有效期为73年，女性的膝关节平均有效期为76年。本品在使用期间内可能会出现各种质量问题，在使用50年后，质量问题会频繁出现。严重的质量问题可能导致本品报废。

【质量保障】

本品自出厂之日起，概不退货。如需更换，无原厂配件提供，可使用人工关节。

【保存条件】

最佳保存条件为日光下的温暖环境，应避免长期处于阴暗、潮湿和寒冷的环境中。如无故障，本品每日应适当工作，长时间不使用将出现故障。

【生产日期】

见身份证。

【产品特征】

（1）本品为人体最大、最复杂的关节。

（2）支撑：本品作为下肢主要的负重关节，承受人体的体重。超重会增加本产品的磨损，减少使用寿命。

（3）运动：本品擅长于屈伸运动，活动范围可达0°~150°，可以满足人体日常的坐、立、行、跑、蹲等各种动作。平地行走需要屈伸0°~75°，上楼梯需要0°~90°，下楼梯需要0°~105°。如无法达到上述活动度数，则无法顺利完成相应的动作和姿势。由于本产品组成复杂，零部件众多，且采用超薄外包装，运动过程中较易损坏。

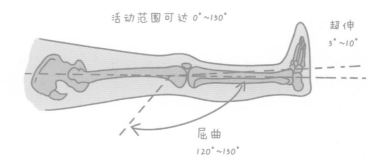

活动范围可达 0°~130°

超伸
5°~10°

屈曲
120°~150°

【重要部件】

1. 髌骨：膝关节在屈伸过程中的重要部件

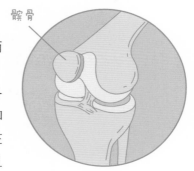

髌骨

本部件与软骨和股骨滑车一起构成髌股关节。过度使用或缺乏保养将引起髌股关节疼痛，继而发展形成髌股关节炎。本部件四周和众多韧带、肌腱相连接，被固定在特定运动轨道上，上述各部件出厂时如存在缺陷，则极易导致髌骨脱位和髌股关节炎的发生。人群中很大比例该部件存在出厂瑕疵，加上使用损耗，较易发生故障。一旦出现故障，将表现为上下楼梯或蹲起时膝关节前方疼痛。基于此，本部件平均保质期为 30 年。

2. 前交叉韧带、后交叉韧带：膝关节内部的相互交叉的两根韧带结构，也叫前十字韧带和后十字韧带

本部件的主要功能是限制膝关节在运动过程中胫骨和股骨出现前后错动，从而降低软骨磨损和其他结构损伤的概率，加长整套产品使用年限。

高强度运动极易造成本部

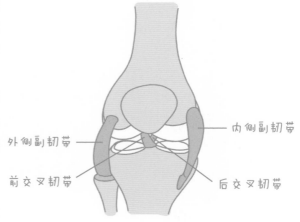

内侧副韧带

外侧副韧带

前交叉韧带

后交叉韧带

件断裂，如本部件彻底损坏，多数情况下需要更换。如无人为损坏，本部件保质期通常为 60 年。

3. 内侧副韧带、外侧副韧带：膝关节两侧的两条长条形韧带结构

本部件的主要功能是限制膝关节在运动过程中，胫骨和股骨出现过度分离。

内侧副韧带较易受到人为损坏，但是大多数情况下，本部件轻中度损坏后，可自行修复。本部件较易和交叉韧带、半月板等同时被破坏。此外，随着膝关节的老化，本部件常常发生退变。

4. 半月板：膝关节股骨和胫骨之间的一对近似月牙形的软骨垫

本部件承担吸收震荡、分散应力等责任，极易损坏。

本部件在使用二三十年后基本丧失自我修复能力，所以一旦损坏，绝大多数情况下需要将损坏的部分去除。另外，东亚人群中部分人出厂时外侧半月板为圆盘状，较厚，成倍增加了其损坏概率。

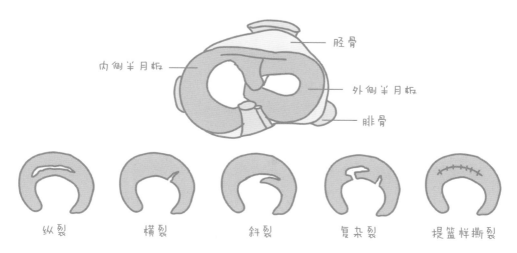

5. 软骨：人类关节活动、负重的重要结构

本部件覆盖于关节摩擦面，无痛觉神经分布，耐磨，且具备一定的自我修复能力（虽然能力极差）。

本部件的存在，大大降低了关节接触面的摩擦力，避免了关节在活动过程中产生疼痛，保障了关节面之间摩擦的顺滑。本部件每天都在磨损，随着年龄的增加，会开始出现软骨退变、软化、脱落。本部件很难再生，一旦部分脱落，在本部件覆盖下的关节面骨骼将直接相互摩擦，导致关节的疼痛及功能障碍，即为"骨关节炎"。本部件缺乏血液供应，其供养依赖于关节活动：运动过程中，关节滑液被挤压到软骨细胞间隙，使软骨细胞得以交换营养物质和排出代谢废物。因此，长时间不运动或者关节滑膜出现病变（如滑膜炎、类风湿关节炎）时，本部件将加快损耗。

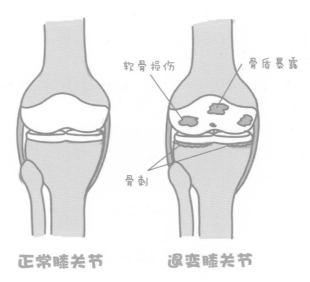

正常膝关节　　　退变膝关节

6. 滑膜：分泌关节滑液的结构

本部件的存在是为了维持膝关节内有一定量的滑液，起到润滑关节、减少软骨磨损的作用。但是，本部件较易受到膝关节内各种因素（如关节炎、创伤、尿酸盐结晶、细菌感染、风湿免疫系统疾病、关节过量运动等）刺激，分泌大量含异常成分的关节液，造成膝关节肿胀、疼痛，反复积液。大多数情况下，消除刺激因素，症状即可逐渐缓解；少数情况下，症状会久治不愈，需常进医院维修。

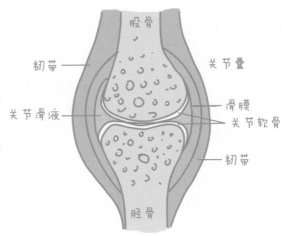

【其他使用注意事项】

（1）本产品在不同姿势下承担的压力不同。

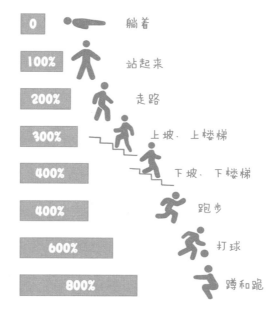

0	躺着
100%	站起来
200%	走路
300%	上坡·上楼梯
400%	下坡·下楼梯
400%	跑步
600%	打球
800%	蹲和跪

（2）大腿肌肉群的强壮和平衡对于维持本产品的稳定性至关重要。

（3）本产品在自然老化过程中，首先出现的故障常常是上下楼梯或蹲下起身、坐姿起身时，发生短时间的疼痛、僵硬。但随着老化进程的发展，将逐渐出现变形（O形腿/X形腿/伸不直/弯不了）、行走困难、反复肿胀等故障，应及时维修保养。

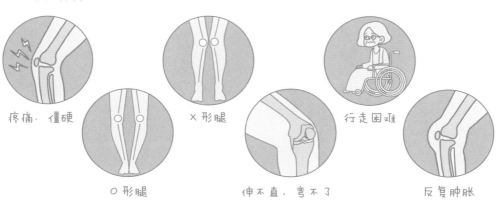

疼痛·僵硬　　　X形腿　　　行走困难

O形腿　　　伸不直，弯不了　　　反复肿胀

（4）如本产品发生故障，则对气温、气压、湿度的变化较为敏感，在气候和天气变化前，常发出警报。

（5）在本产品无异常时，可适量保持其使用频次和强度，有利于延长产品使用期限；当本产品出现紧急故障时，应尽可能充分休息、保养，待故障解除后，再重新恢复使用。

【日常保健】

（1）可能增加本产品使用期限的方式：散步、游泳等适量的运动；增强股四头肌大腿前后方和臀部肌群肌力的锻炼。

（2）可能缩减本产品使用期限的方式：过量的爬山、爬楼梯、举重、对抗性剧烈运动等。

【维修提示】

（1）如本产品任一部件发生重度损坏，应及时到人类4S维修中心（医院）进行检修。如所在地区4S店规模较大、部门较多，则本产品维修常属于关节外科、运动医学科等部门，有时也可能分属于风湿免疫科等部门。

（2）如本产品出现不明原因的红肿热痛，应及时检修。

（3）如本产品较频繁出现肿胀、疼痛，应及时检修。

（4）如本产品发生卡壳或者不稳，应及时检修。

（5）如本产品发生反复重度疼痛，并伴有行走困难、变形等情况，且经过一段时间的保养和维修也没有效果，则应考虑更换为人造替代部件。

【维修方法】

（1）利用关节镜成像系统对本产品内部部件进行修整、重造、清除等操作，以消除障碍，恢复产品功能。

（2）如原装产品报废，应使用人造产品置换（人工膝关节置换），即是用特殊模具和工具，将产品表面软骨层去除，更换为金属层，从而恢复产品功能。

膝关节置换

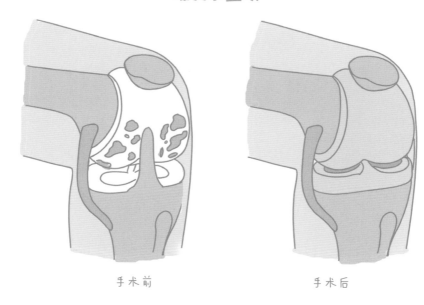

手术前   手术后

【友情提示】

（1）没有任何特效药物可以阻止本产品老化，一切保养措施仅作为尽可能增加其使用期限的手段。

（2）本产品在还没接近报废期限时，也会反复出现轻度故障，即使不予保养维修，经过一段时间的休息，也多可暂时恢复使用。这种产品的自限性常常被无良商家加以利用。

（3）任何祖传秘方、神药、灵丹、圣手，均无法让已经老化的本产品恢复正常，请不要被无良商家欺骗。

（4）本产品的衰退和故障，常常提示人类身体健康、生活方式、体重、运动方式等存在问题，也是衰老或早衰的重要提示。

（5）本产品的严重故障如不及时修理，会大大降低人体的生活质量和运动意愿，对于老年人体来讲，运动意愿的下降将直接关系到心肺功能的维持。

如何判断膝关节是否健康

健康的膝关节，应该具备这五种必要的条件：不痛；不僵；不肿；不卡；不松。

这一节，就来详细讲讲痛、僵、肿、卡、松分别指什么，以及怎么判断自己是否有这几个问题。

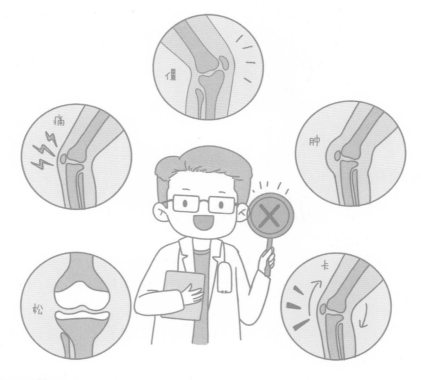

>> 痛

膝关节的疼痛多种多样，有运动后疼，有走路时疼，有蹲起、上下楼梯时疼，还有不动也疼……不管您感觉到哪种疼痛，都说明您的膝关节出现了问题。

如果这种疼痛是偶尔的、轻微的，休息一两天就能明显缓解。那么，先不用着急，试着回想一下是否有什么诱因。

是突然活动增多？比如：平时不运动，突然开始运动；刚进行了一次说走就走的旅行；最近经常出差，四处奔波劳碌……

是最近身体状态不好？比如：正处于月经期；最近几天全身疲惫；睡眠不好，持续了好一阵了……

是天气突然变化？比如：进入梅雨季节，雨水增多；寒潮来临，气温"满30减15"……

只要找到诱因，就该休息就休息，该保暖就保暖，通常几天之后就能恢复正常；即使没找到诱因，也可以先观察 1~2 周，只要能自行缓解，就不用太担心。

如果膝关节的疼痛是剧烈的、持续性的或反复发作的，无论是休息还是保暖，都无法让疼痛好转，不仅影响工作，还影响睡眠，那就得去医院看看了。

≫ 僵

正常的膝关节既可以伸直，也可以弯曲。如果膝关节伸不直，或无法弯曲，不能顺利地蹲下来，就是"僵"了，这说明膝关节出现了活动障碍。有些人早晨起来下床，或坐在沙发上休息一会儿起身，就感觉膝关节发僵，必须活动一下才能好转，这说明膝关节也可能有关节炎等问题。无论哪种情况，只要感觉到膝关节僵硬、活动受限，就该去看医生了。

≫ 肿

肿可以用肉眼观察发现，如果一侧膝关节与另一侧相比明显肿胀，或两侧膝关节都明显肿胀。就说明膝关节有炎症或积液，该去医生那里报到了。

卡

　　健康的膝关节在活动过程中，应该是顺滑的。如果在活动时突然感觉膝关节卡住了，无法继续伸直或弯曲，过一会才能恢复，或是需要揉一揉、敲一敲才能好，就说明膝关节里有某个结构损坏了，或存在一些捣乱的小骨块，这都是需要看医生的状况。

提醒

　　膝关节突然被卡住，在医学上叫"交锁"，就是说膝关节像被锁扣住一样动不了。

 松

　　如果膝关节是健康的，那么它应当在很灵活的同时保持稳定。如果您在走路或运动过程中觉得膝关节有错位感、晃动感，这就是"松"，说明关节不稳定，可能是韧带等部位松弛、受损，也要尽快去医院看看。

健康寄语

　　如果您的膝关节满足不痛、不僵、不肿、不卡、不松这五点，那么恭喜您，您的膝关节健康程度良好。不过也要注意保护，再健康的膝关节，也经不起"造"。

膝关节积液，竟有这么多原因

在骨科门诊，经常遇到这样的患者：裤子卷起来后，膝关节肿得像个大馒头，皮肤都发亮了。

患者问："我去医院看过，医生说我是滑膜炎，抽了积液，可为什么还是反复发作？"

膝关节积液和发热一样，只是一种症状，并不是一种独立的疾病。感冒、肺炎、恶性肿瘤都可能导致发热，如果只关注发烧这个症状，仅服用退热药，而不追查体温升高的原因，就容易遗漏病情，只是漏诊感冒，问题还不严重，如果漏诊了恶性肿瘤，那就麻烦了。同理，发现有关节积液，第一件事就是要查清背后的原因，然后进行针对性的治疗。

膝关节积液最常见的直接原因是滑膜炎，但滑膜炎也不是病，它是由各种原因导致的膝关节炎症反应。可以说，滑膜炎是一种结果，而积液则是这个结果的一种表现。各种膝关节的伤病都可能引起滑膜炎，不过，导致年轻人和老年人出现滑膜炎的原因还是有些区别，需要分开论述。

》 1分钟先了解

我们经常说"发炎"导致牙疼、关节疼，炎症不是原因吗？为什么说它是结果？

这是因为，炎症不会无缘无故地发生，它是身体应对微生物、机械损伤等刺激的一种方法。要找到刺激到底来源于哪里，才算是找到了真正的原因。

》年轻人膝关节积液的原因

▶ 1. 自身免疫性疾病

年轻人反复膝关节积液，首先要考虑是否患了痛风和类风湿关节炎、强直性脊柱炎等自身免疫性疾病。如果一个十几岁、二十几岁的年轻人，总是无缘无故地膝关节肿胀、积液，还伴随腰背疼痛、其他关节肿痛等问题，首先应该到正规医院的风湿免疫科去看看，排除痛风和自身免疫性疾病后，再检查关节本身是否有问题。

▶ 2. 外伤

外伤也是导致滑膜炎的重要原因。有些年轻人喜欢运动，长期过量运动、突然增加运动量或突然变更训练方案；有些年轻人本来不怎么运动，一时心血来潮，就开始高强度地锻炼，比如跳健身操、做一些高强度燃脂运动；还有些年轻人曾出过事故伤过膝关节，当时只做了 X 线检查，看到没有骨折就认为万事大吉……他们的膝关节在之后的某一天开始反复肿胀、积液，到医院做核磁共振检查，才发现交叉韧带和半月板早已在不恰当的运动和事故中受到了外力损伤。

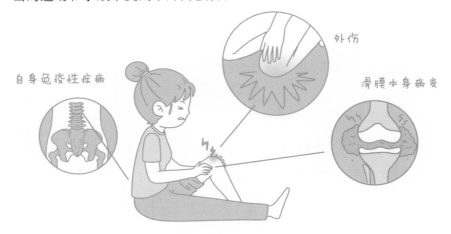

此外，滑膜本身的病变，比如色素绒毛结节性滑膜炎、滑膜软骨瘤病、滑膜肿瘤等，也会让膝关节反复积液，如果找不到其他原因，也要记得排查这些问题。

中老年人膝关节积液的原因

中老年人关节积液常见的原因则与关节内的病变更相关，常见的有膝骨关节炎、类风湿关节炎、关节感染，痛风也是导致中老年人膝关节积液的主要原因之一。

▶ 1. 膝骨关节炎

这是老年人最常见的关节炎。这种炎症跟膝关节的退变有关，但关节积液程度也有个体差异，同样是患有膝骨关节炎，有的人不容易出现膝关节积液，有的人就经常出现膝关节积液、肿胀。

▶ 2. 类风湿关节炎

这个就是前文提到的风湿免疫系统疾病，这种疾病应该遵循早发现、早治疗、终生控制、定期复查的原则，一旦膝关节反复积液，应该注意排查这类疾病，它对关节的破坏速度常常是很快的。

▶ 3. 膝关节感染

近期往膝关节里打过药、抽过积液，或是膝关节周围其他组织感染的人，都可能因膝关节的感染而出现关节积液。

▶ 4. 痛风

痛风是关节处有尿酸结晶沉淀导致的，急性发作时，局部会出现红、肿、热、痛的症状，膝关节也可能出现肿胀、积液。

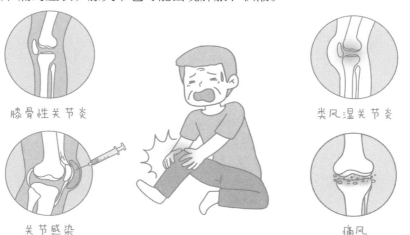

膝骨性关节炎　　　　　　　　　　　　类风湿关节炎

关节感染　　　　　　　　　　　　痛风

关节积液应该抽出吗

我个人不主张抽关节积液，主要原因有二。

第一，膝关节每天都会产生关节液，也会吸收部分关节液，维持着一种动态平衡。在各种因素刺激下，膝关节产生的关节液变多，超过膝关节自身的吸收能力，关节液就会变成积液，就像下暴雨时，过量的雨水来不及排走就会变成积水一样。只要注意休息，遵医嘱服用一些抗炎的药物，多数人的积液都会在几天后逐渐自行吸收。

第二，要抽关节积液，就一定要进行关节腔穿刺。关节腔中原本是密封且无菌的，一旦感染，就会给膝关节带来灾难性的打击。穿刺可能会将外部的细菌带进去，虽然每次的感染概率并不高，但次数越多，总的感染概率就越高。有些医疗机构的消毒并不严格，这也会增加患者膝关节感染的概率。

当然，也有不得不抽积液的情况，比如：膝关节肿胀非常明显，严重影响生活，休息、用药一周以后仍然不见减轻，此时需要抽关节液来做进一步的化验，好查明病因，对症下药；或者是患者的肿胀感、疼痛感无法忍受，抽出部分关节液，可以改善体验。如果是不得不抽的情况，抽完积液以后也要注意加压包扎，减少活动量。

 健康寄语

关于滑膜炎和关节积液，要记住几点：①滑膜炎不是病因而是结果；②年轻人反复出现滑膜炎，应该格外警惕；③不要经常抽积液，更不要短时间内多次抽；④抽积液时，如果发现医生消毒不严格，请果断拒绝。

半月板损伤了，得做个核磁共振

如果您发生了运动损伤，或因为意外情况，膝关节扭伤了，摔伤了，并且伤过之后，膝关节总是疼或总是肿；更有甚者，膝关节伸屈过程当中还会出现卡壳或者"打软腿"（突然腿发软）等问题，就要考虑是不是出现了半月板损伤。

》 1分钟先了解

半月板是膝关节面之间两个半月牙形的软骨垫。它的主要作用包括减震、增加关节面之间的受力面积、加强关节的稳定性、辅助润滑关节。膝关节承担了太多受力、运动的责任，半月板自然也就成了最容易受到伤害的关节结构之一。

》 半月板损伤后如何处理

如果您感觉到膝关节疼痛，却没做过核磁共振，先不要自行"确诊"半月板损伤，只有做了核磁共振，才能确认半月板、肌腱、韧带、软骨等有无损伤。根据核磁共振的结果，可以将半月板损伤分为三度，程度不同，需要进行的处理也不同

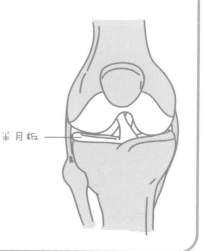

半月板

▶ 1. 一度损伤

一度损伤是指半月板外层正常，里面有轻度水肿。此时不需要特殊治疗，也不会出现明显症状。如果您被诊断为半月板的一度

损伤，却有明显的疼痛感，那就要看看是不是关节其他部位的问题。

▶2. 二度损伤

二度损伤是指半月板外层正常，里面的结构受损。二度半月板损伤本身是不需要特殊治疗的，因为半月板最怕的是外层被撕开，影响了关节接触面的正常活动，既然外壳是好的，就说明问题不大。只要休息1~2周，就能让症状缓解，如果症状总不好，就得找找其他原因了。

▶3. 三度损伤

三度损伤就是我们常听说的半月板撕裂。半月板是垫在关节面之间的，一旦撕裂，关节面就会在运动的过程中，反复摩擦、受阻和牵扯，患者也会反复出现膝关节间隙的疼痛、肿胀、交锁、"打软腿"、弹响等。这时候，专业医生会对照核磁共振的片子，对您的膝关节进行查体，只要症状和半月板撕裂的位置相对应，治疗就不算太难，在关节镜下切除撕裂的半月板部分或进行修补即可。

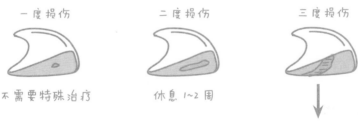

一度损伤　　二度损伤　　三度损伤

不需要特殊治疗　　休息1~2周

切除撕裂的半月板部分或进行修补

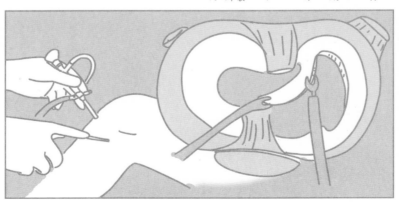

半月板损伤小问答

把半月板切掉了，我会不会残疾？以后是不是就不能运动了？

切掉的是已经坏掉的半月板，它已经没有任何功能了，只会增加膝关节软骨的磨损，切掉后您不仅不会残疾，相反，原来半月板损伤带来的症状还会消失，能更好地生活和运动。但半月板损伤比较严重，切除的部分比较多的朋友，还是要尽量减少剧烈运动，毕竟膝关节里少了个缓冲的部件，虽然不会影响日常生活，但剧烈运动后还是可能会比健康人更容易出现关节软骨磨损的。

修补行不行？一定要切掉吗？

半月板的血供非常特殊，成年人的半月板只有靠近边缘的一圈有血供。没有血供，就没有愈合能力，即使缝合了它也长不好。能否进行半月板修补，和半月板撕裂的位置、形状，以及患者的年龄等息息相关，原则上是能修补则修补，没法修补的，再做部分切除。

是不是只要是半月板撕裂，就得做手术？

当然不是。有的患者完全没有症状，自然不必做手术。有的患者虽然膝关节有症状，但跟撕裂的半月板完全不相关，比如，半月板内侧后角撕裂，上下楼梯时却是膝关节正前方疼痛。这些症状很可能并不是来源于撕裂的半月板，即使做了手术，症状也并不会消失。还有些高龄患者，关节炎十分严重，甚至膝关节都畸形了，此时做核磁共振检查，结果也可能提示半月板三度损伤，此时半月板损伤是整个膝关节退化的部分表现，仅用手术处理，可能获益较少，也就没必要做手术了。

 健康寄语

　　半月板损伤，其实是个小毛病，但比起明显的疾病，它更容易被漏诊、误诊、错治、过度治疗。因此，要想诊治半月板损伤，最好是找这方面的专业医生。

别让运动伤了您的膝关节

生命在于运动，这句话本身是没有问题的。但是，运动并非有利无害，有些人在运动过程中，就会感到膝关节疼痛，但他们也分不清是膝关节受伤了，还是关节正常的反应。

还有些人会问："我也不是什么运动都做，我就只喜欢跑步、爬山、暴走，怎么知道这些运动对我的膝关节是否有影响呢？"

这一节，我列举了十个日常运动，分别讲解它们对膝关节的影响，希望对您们有帮助。

》》 1分钟先了解

膝关节是个复杂的关节，由三块骨头、三个关节面、一对半月板和多条韧带、肌腱等组成。人生而不同，不仅体现在我们的体型、相貌、性格上，平时看不到的膝关节内部，也存在较大的个体差异。简而言之，有的人的膝关节，解剖结构、匹配关系、组织力学特性等，都很适合运动，也能承担更大的运动负荷，有的人就不适合。同样是跑5千米，别人坚持几年，膝关节都没什么问题，而您可能只要跑三天，膝关节就会疼。

除了结构问题外，运动是否会对膝关节有损害，还跟运动强度、运动基础能力、运动姿势、训练方法等有关。

》》 走路

整体而言，走路并不会给膝关节带来很大的压力，适合中老年人。但是，我个人不建议跟着一些快走团，因为锻炼的强度是因人而异的。如果您的体力跟不上快走团，跟随自己的节奏就好，强行加入可能适得其反。

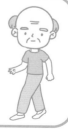

>> 跑步

跑步锻炼的人大概分为两类。

一类是定期跑者。他们已经养成了跑步的习惯，甚至会跑步上瘾，每天不跑都不行。如果您是这类人，目前膝关节也还没有伤痛，那么基本上可以认为您的膝关节很适合运动；如果您每天是咬牙忍痛地坚持在跑，那么我建议您去找运动医学医生或运动康复师，进行诊断、治疗和调整，同时，还应针对性地加强臀腿及核心的肌肉力量，否则，总有一天，您会遭受关节的"报复"。

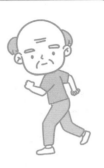

另一类是刚开始跑步的人群。例如，有些人为了减肥，突然决定每天坚持跑步。很遗憾，这类人由于长期缺乏锻炼、运动基础薄弱，通常体重又相对较大，所以是膝关节疼痛的高危人群。如果您从未有过运动的习惯而决定开始运动，那么最好是循序渐进、量力而行，追求不切实际的目标，不仅会伤害您的斗志，还会伤害您的关节。

>> 爬坡

对于膝关节来说，爬山和爬楼这类爬坡运动并不是好的锻炼方式。因为在登高时，膝关节需要承担比平地走路更大的压力。而且，爬上去还要下来，在下山、下楼梯的过程中，我们很难保证膝关节稳定，关节更容易受损。中老年人的膝关节稳定性相对年轻人更差，因此，我不建议中老年人为了锻炼而爬坡，否则只能给自己的膝关节增加负担，带来伤害。

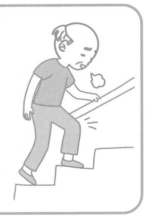

》 骑车

骑自行车虽然并不会给膝关节带来太多压力，却会给膝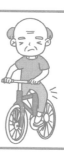关节周边的肌腱、韧带等带来超常的负荷。因为，在骑自行车的过程中，膝关节要反复屈伸，很容易引发膝关节外侧疼痛的慢性劳损疾病，比如髂胫束综合征。

提醒

在健身房锻炼的时候，有些年轻人会骑动感单车，跟着快节奏的音乐，骑得相当动感。膝关节不好的人，最好不要做这样的运动。因为在动感骑车的过程中，膝关节的快节奏、大幅度活动，会让原本就不太舒服的膝关节更加痛苦。

》 游泳

游泳对膝关节确实有益处，因为人在水里时，膝关节几乎不承受体重。游泳既能锻炼心肺功能、优化肌肉线条，也不会让腰椎、膝关节等承受太多压力。但是，如果您已经出现了膝关节疼痛，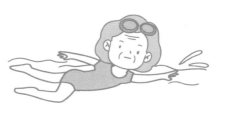就要关注蛙泳是否引起膝关节疼痛，如果会，那么一定要换个泳姿，比如自由泳。

提醒

如果自由泳和仰泳时，肩膀疼痛，也可以换成蛙泳试试。

» 太极拳

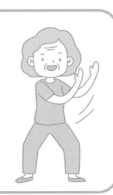

关于太极拳到底对膝关节好还是不好，相关的研究有很多，但结论并不一致。由于太极拳里有许多半蹲的动作，所以我个人认为，部分初学者膝关节疼痛的风险可能会增加，这时候，就要听从膝关节的指示。如果您在打太极拳的过程中，总感觉膝关节疼，并且经过有经验的人指点动作后，仍然没法改善，那太极拳就可能不太适合您。

» 瑜伽

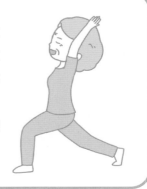

瑜伽原本是源自印度的一种运动形式，以体位法、呼吸法和冥想法等来调理身心，现在已经被发扬光大，产生了多种瑜伽锻炼形式。其中，有些跪姿和长时间的蹲姿动作，不适合膝关节不好的人。如果您想练瑜伽，而且恰好膝关节也不行，就要避开这些动作。

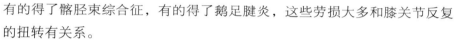

广场舞

广场舞分为很多种,有的比较激烈,有的比较和缓。

那种只需要抬手、扭腰、踏步的简单广场舞,确实对膝关节有好处。但是,有些比较新潮的,比如鬼步舞,膝关节扭动的姿势太多,就不太适合有膝关节问题的人了。我在门诊接诊过很多跳鬼步舞之后膝关节外上方或内下方疼痛的患者,有的得了髂胫束综合征,有的得了鹅足腱炎,这些劳损大多和膝关节反复的扭转有关。

挥拍类运动

这里讲的挥拍类运动,主要是指网球、羽毛球和乒乓球。如今,这类运动已经被证实对身体有很多的好处。但是,从运动损伤的角度来看,这类运动经常伴随着膝关节、肩关节、踝关节的损伤风险。

羽毛球和网球比乒乓球对膝关节的要求更高。如果您是一个膝关节疾病患者,每次打球膝关节都疼,我建议您打打"和平球",不要再追求比赛的刺激了。如果连"和平球"都打不了,就早点"退役"吧。

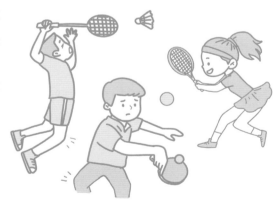

》 三大球

"三大球"指的是篮球、足球与排球。这三种球类运动都是很激烈的对抗性运动，容易导致膝关节损伤，如果您已经出现反复的膝关节疼，在完全康复之前，最好不要再进行这些对抗性的运动。

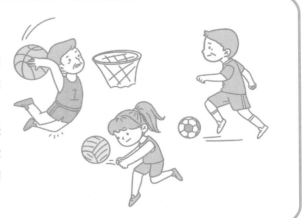

》 运动多少叫适量

很多膝关节疼痛的患者，都对"到底要不要运动"不知所措。有人说，膝关节不好，要多歇歇；有人说，关节不好，应该多运动。就连不同的骨科医生，意见也不一样。到底听谁的？

其实，要保持关节健康，适量的运动是必要的。因为关节软骨缺乏血液供应，所以需要通过关节的运动将关节滑液挤压到软骨细胞之间，来进行营养输送并清除代谢废物。如果关节长时间不负重、不活动，关节软骨就会发生代谢障碍，退化更快。

适量，就是适合自己的量，也就是因人而异，需要看看您膝关节当前的状态。我们可以用"2 小时原则"把控自己的"适量"是多少：

（1）进行一定量的运动后，如果膝关节完全没有不适，那就说明当前膝关节是能够胜任这个运动量的。

（2）进行了一定量的运动后，膝关节感到有些不适，但是这种不舒服，在不吃止痛药的情况下，2 小时内就能缓解，就说明这个运动量对当前的您来讲，也不是大问题，只要注意休息即可。

（3）进行一定量的运动后，膝关节感到不适，休息超过 2 小时也不能明显缓解，甚至在第 2 天、第 3 天都还有不适感，就说明这个运动量对您的膝关节来说过多了，应该减量。

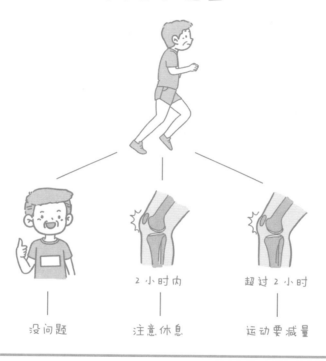

多少运动叫适量

| 没问题 | 2 小时内
注意休息 | 超过 2 小时
运动要减量 |

健康寄语

只要是需要膝关节受力、大幅度活动的运动，都可能损伤膝关节。但也不必因噎废食，完全不运动，肌肉和关节都会退化得更快。

鞋子适不适合只有脚知道，这个运动适不适合您，膝关节会告诉您，您只要听从它的感觉就好。

❀ "O 形腿" 还有救吗

很多来做膝关节置换的患者，都有较严重的"O 形腿"。很多人并不是因为发现腿型变化才来看病，而是无法继续忍受膝关节内侧的疼痛和压痛才来的。尤其是年纪较大的患者，他们会认为"年纪大了变成'O'形腿很正常"。

但，真的是这样吗？

事实是，如果一个人年轻时腿是直的，中年之后才逐渐变成 O 形，那么他可能患上了关节炎。而且，O 形的程度越重，关节炎的程度也越重。

很多年轻人觉得自己也是"O 形腿"，但从大部分人并不是医学角度的"O"，只不过很多人对自己的腿型要求非常苛刻，有一点缝隙就觉得自己"O"形了。其实多数人天生腿就不是笔直的，膝关节也并非对称，而是有点轻微的内翻，这种内翻从外观看不出来，需要做下肢全长的 X 线检查才能看出。大部分人不是病理范畴的"O 形腿"，不在本节的讨论范围内。这里，我们主要讨论中老年人由膝骨关节炎引起的"O 形腿"。

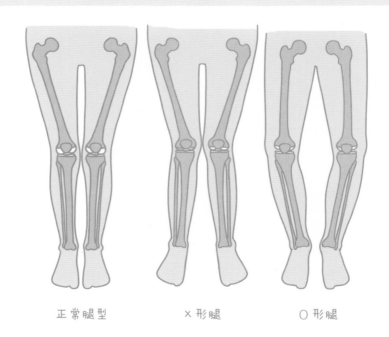

正常腿型　　　　X 形腿　　　　O 形腿

膝关节的不对称使得其受力也是不均匀的，大约60%的力由其内侧负担，剩下40%则由其外侧负担。如此一来，内侧的结构磨损就会更快。经过几十年的操劳奔波，很多人会出现膝关节炎并逐渐加重。在这个过程中，内侧关节间隙会先变得狭窄，使关节内翻加剧；越内翻，关节内侧受力就会越多，磨损得就越快；内侧磨损又会造成内侧关节间隙更加狭窄。如此恶性循环，就会慢慢变成"O形腿"。

>> **变成了"O形腿"，还有办法矫正吗**

膝骨关节炎导致的"O形腿"，分为三种情况。

▶ **1. "O形腿"源自大腿骨或小腿骨的变形**

大腿或小腿的长骨向外弯曲，也会导致"O形腿"。如果长骨弯曲明显，影响到日常生活或是造成疼痛不适，而膝关节内部的软骨等结构还没有严重磨损，医生就会建议做截骨矫形术。这种手术可以理解为把弯的部位截断，扳直了再对上，用钢板固定起来。相当于先人造一个小骨折，再让骨折重新愈合。骨折痊愈后，患者可以很好地恢复运动能力，显著延缓膝关节炎的进展。截骨矫形术适合相对年轻、对运动要求较高的患者。

▶ **2. 变形不明显，但膝关节内侧疼痛严重**

膝关节内侧疼痛严重，意味着此处的软骨等结构磨损严重，出现了"关节内"的畸形。如果从X线片上看，只有内侧软骨磨损和关节间隙狭窄，膝关节的其他主要结构还算完好，医生就会建议行单髁置换术，即部分膝关节置换，只换膝关节内侧磨坏的部分结构，其他结构保留。这种手术恢复快、痛苦小，即使以后关节炎进展到最终阶段，也能再做全膝关节置换，目前已是骨科常见的手术方式。

▶ 3. "O 形腿" 的变形，看起来非常严重

变形严重的膝关节内外两侧的关节结构都被磨坏，症状非常严重，保守治疗无法改善，只能进行膝关节置换。

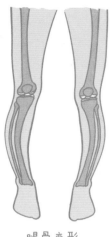
腿骨变形

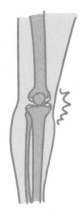
变形不严重
内侧疼痛

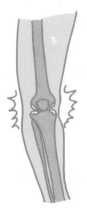
变形严重
双侧疼痛

提醒

除了上述办法，还有一些其他手术方式正在研究中，但就目前来说，还没有出现特别有效且确切的方法来纠正"O 形腿"，有"O 形腿"的中老年人，千万不要上当受骗。

≫ "O 形腿" 不治疗可以吗

"O 形腿"会让下肢的受力发生显著变化，不及时治疗，很可能会继发以下问题：

（1）一侧"O形腿"较明显，导致"长短腿"，不仅走路受影响，还会导致上半身的不平衡，长期如此，就容易出现髋关节疼痛、腰痛、脊柱侧弯等问题。

（2）"O形腿"患者的膝关节往往伴有疼痛等症状，走路时为了减轻疼痛，他们的膝关节一般都不完全伸直，久而久之，膝关节"又O又弯"，膝关节后侧就会出现疼痛。

（3）非常严重的"O形腿"，不及时处理，时间久了，膝关节多处结构会因受力不均衡而破坏，膝关节置换手术的难度也会增加。

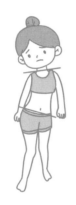 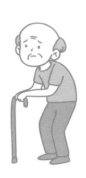 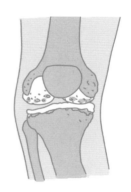

一边"O形腿"较重 　　膝关节又"O"又弯 　　非常严重的"O形腿"

 健康寄语

"O形腿"是不正常的！不能仅仅把这当成是"人老了都会出现"的正常现象。因此，有"O形腿"的朋友，尤其是中老年朋友，最好去医院的关节外科或骨科评估一下。如果问题严重到需要做手术，就要慎重地做决策了。

膝关节骨折，如何预防和应对

　　任何人都不想骨折，但是现实中，意外有时无法避免。在各种各样的意外中，有一类骨折，虽然看起来好像没有什么特殊，却会对患者以后的生活质量造成重大影响，这就是累及关节面的关节骨折。

》1分钟先了解

　　关节骨折，通俗地说，就是本来关节面上是平滑的，结果因为外力等，骨骼错位，关节面出现了台阶、凹陷、隆起或明显的裂缝，还常伴有关节软骨损伤、韧带损伤、半月板损伤等。

》膝关节骨折后如何治疗

▶1. 关节面错位建议手术

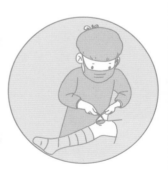

　　膝关节骨折比其他部位的骨折对纠正错位的要求更高。保守治疗如手法复位、打石膏或支具，对位很难精确到毫米级，无法满足膝关节对位的要求；而手术是在直视下操作的，对位会更精确。因此，如果关节面出现了2毫米以上的错位，尤其患者年纪尚轻，医生往往建议手术。

▶2. 膝关节骨折，更要进行专业康复

　　膝关节要承载人体的大部分重量，膝关节骨折后，对康复要求更高。关节长时间不活动，就容易僵硬、软化，还会加速退变，关节周围的肌肉

会迅速萎缩，附近的骨骼也会快速变得疏松，这对膝关节来说是尤其致命的。因此，如果经济条件允许，最好向专业的康复医生寻求指导和帮助。专业的康复医师能帮您纠正错误的康复动作、提高锻炼效率，减少康复相关的二次损伤。

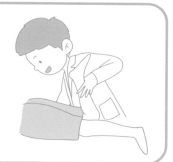

膝关节骨折后要注意什么

▶ 1. 避免感染

人体的关节腔是无菌环境，一旦发生开放性骨折，和外界连通，就容易感染；而一旦感染，就会给关节造成灾难性的影响。要想预防关节感染，不仅要靠医生专业的操作和用药，还要避开会增加感染概率的行为。不要抽烟，不要过早、过多地下地活动，糖尿病患者要控制好血糖。最重要的是，不要在正规治疗外，往关节里扎针、打药。

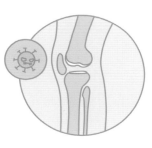

▶ 2. 均衡饮食

骨折术后的饮食并没有特殊的忌口要求，肠胃正常的人，平时怎么吃现在还怎么吃，注意均衡饮食、多喝水即可。骨折后的愈合需要大量的优质蛋白，建议多吃肉、蛋、奶。水果和蔬菜也要吃够量，以保证膳食纤维和维生素的摄入。

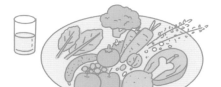

▶ 3. 不要忽视膝关节其他组织的损伤

骨折时，最显著、最容易被察觉的损伤就是骨骼的损伤，而关节内的韧带、半月板等由于在X线和CT上并不会被清楚地看到，因此无论是患者、家属还是医护人员，常常都会遗漏这些部位的损伤，但它们对关节功能来说也是至关重要的。因此，在进行膝关节手术和康复时，记得也要关注韧带、半月板等部位的治疗和康复。

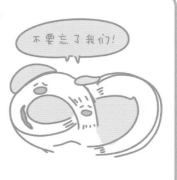

 健康寄语

可能有人觉得骨头能自己长好，骨折没什么大不了，但发生在关节处的骨折，并不是小事。骨折对关节面和关节内部结构的破坏，多数情况下很难完全恢复，还可能会导致日后发生创伤性关节炎。也许您现在只有三十岁，每天的活动量大，对关节功能的要求也高，可是由于一次骨折，膝关节已经像老年人一样关节功能减退、活动受限了。即使现在能仗着年轻撑过去，可再过十年、二十年，您的关节，还能用吗？

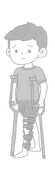

🔹 骨刺，没那么可怕

骨刺，听起来似乎是一个人人得而诛之的坏东西。其实，它的专业称谓是"骨质增生"，也就是骨头上赘生的部分，这样，听起来就没那么吓人了。那么，为什么关节会长骨刺呢？

>> 1分钟先了解

我们的关节犹如车子的轮胎，出厂时，质量一般都很好，运转起来也非常流畅。但是，有些人的膝关节由于先天的、发育的或后天的原因，各种潜在的小毛病会随着时间推移逐渐显现，比如：橡胶磨损、胎压不够、零件松动……表现在人体上，就是软骨等结构磨损、关节间隙狭窄、关节稳定性变差……这时候，我们的身体绝不会坐视不管，会调动各种物资，想办法修复这些问题。

读中学时，我们都学过物理，知道"单位面积的压强是由压力和受力面积决定的"，同样的体重，关节承重面积越大，分散在单位面积上的压强也就越小。软骨组织缺乏血液供应，是很难修复如初的，我们身体的办法，就是让钙质沉积在关节边缘，来让关节面变宽，这样，就能降低软骨所受到的压强，从而减慢它的磨损速度。这些沉积的钙质在X

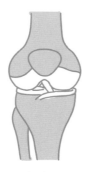 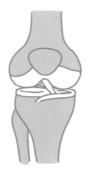 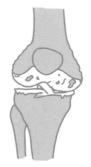

正常膝关节　　　　　老化松动　　　　　骨质增生

线片上看，就是增生的骨质，骨刺也就这样诞生了。

随着关节逐渐衰老，它也会越来越不稳定，开始松动、摇晃，这种不稳定势必会让整个关节加速磨损。因此，这些骨刺，还有一个使命，就是占据由于磨损、老化和骨质疏松而产生的松动空间，让关节重新"将就"在一个稳定的结构体系里。这个过程是悄无声息的，只有等到身体已经跟不上膝关节衰老的节奏，疲于应对，长出来的骨刺又太多、太大，刺激到周围的结构，才会让人感觉到疼痛。

提醒

下面这些"小问题"，都会导致膝关节长骨刺。

（1）长期超载：肥胖。

（2）过度使用：过量运动或劳动。

（3）反复损坏：膝关节受伤史。

（4）质量隐患：关节解剖结构发育异常或不完美。

（5）全身疾病：骨质疏松、糖尿病、类风湿关节炎、痛风等。

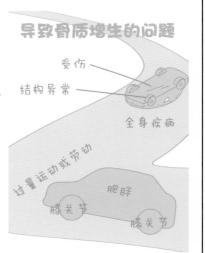

导致骨质增生的问题

受伤

结构异常

全身疾病

过量运动或劳动

肥胖

膝关节

膝关节

知识链接　　骨刺，是膝关节的年轮

通过骨刺占据空间来增强稳定性的机制，是没法跟年轻时候原本就很紧很稳的结构相比的。犹如开着水龙头和面，水多了，面稀了，就需要增加面粉

104

来恢复，水龙头不关闭，就需要不停地增加面粉。于是，增生越来越多，骨刺越变越大，刺激到关节旁边的韧带、关节囊、肌腱等结构，就会产生疼痛的症状。这在患者看来，就是膝关节某些位置难以忍受的疼痛，而医生则能根据 X 线片上骨质增生的位置、大小和多少，对膝关节退变的程度做出判断。骨刺如同树木的年轮，记录着您的膝关节与衰老抗争的惨烈历史。

》 长了骨刺，不要随意去除

大部分骨刺，不需要、也不应当随意去除。

在膝关节里，如果骨刺没有压迫重要的组织，还会发挥一定的作用，就不应去除。只是去掉骨刺，却没有改变膝关节固有的问题，关节会立刻变回不稳定的状态，不仅会加速退变，未来还会再长出新的骨刺。对于这种骨刺，只要通过外用或内服消炎止痛药，减少局部的炎症反应、缓解疼痛即可。

如果膝关节退变严重、骨刺很多，说明膝关节到了该做人工关节置换的地步。通过膝关节置换术，不仅可以将骨刺去除，还能把磨损的软骨面用假体替代，矫正偏斜的力线。只有同时处理膝关节的其他问题，才能让去除骨刺后的膝关节维持良好的功能。

如果骨刺长在肩峰、脊柱等部位，它本身并不会引起疼痛，但会挤压或摩擦其他更重要的组织，甚至会造成这些组织的破坏，这时候就要通过做手术等方法去除骨刺了。

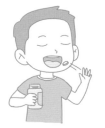
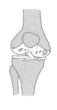
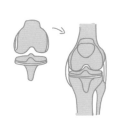

不严重时使用消炎止痛药　　　　关节退变严重则应进行人工关节置换

需要提醒各位读者的是，那些打着"溶解骨刺"旗号的广告，都只是抓住了人们听到"骨刺"之后的恐惧心理。宣称通过药物或者外力去除骨刺的方法，不科学也不靠谱。只要听从医嘱、配合治疗，正规治疗也能减轻疼痛，大可不必拿自己的身体去试验。

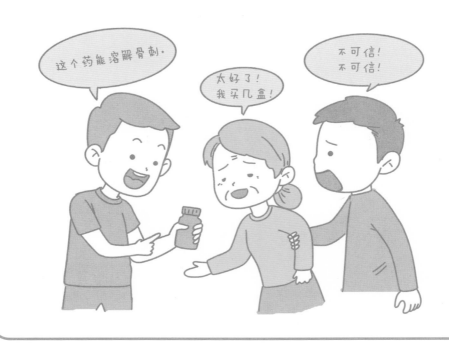

 健康寄语

骨刺并不是我们的敌人。它的本意是想帮助我们稳定关节、减轻痛苦的，只是时间久了，它越来越大，刺激到周围的组织，或是压迫了神经，才造成了更大的痛苦。因此，不用对骨刺过分恐惧，也不用急于"溶解骨刺"，相比于想要帮助我们的骨刺，为了获取利益而欺骗我们的人才更可恨，不是吗？

"老寒腿"究竟是什么

很多中老年人的膝关节，每到要下雨的时候，就会出现疼痛、乏力、发酸、肿胀的症状。他们有时会向街坊邻居抱怨："我这腿，比天气预报还准！"街坊邻居们一听就知道，这肯定又是个"老寒腿"了。

老寒腿，可以说是无人不知、无人不晓。但这其实是一种民间说法，从现代医学的角度来看，它其实是一种常见的关节炎——膝骨关节炎。

骨关节炎是一类常见的疾病，我们可以把它理解为关节的老化。骨关节炎不仅会发生在膝关节上，也会发生在手指、髋、颈椎、腰椎、足踝等关节上。各个关节的骨关节炎发病率都不算低，但来骨科门诊就诊的患者人数，还是以膝骨关节炎最多。在年龄大的人群中，膝骨关节炎发病率非常高。可以说，只要身体足够好，活的年岁足够长，大部分人都可能会面临膝骨关节炎的困扰。

》》1分钟先了解

在天气变化之前或变化当时，外界的气压、湿度、温度等都会出现不同程度的变化。膝关节周围的神经和血管感知到这些变化，就会引起血管的舒张或收缩，增加神经的敏感性，如果膝关节本身就有关节炎，那么在出现天气变化时，感觉就会更明显。这就是为什么有老寒腿的人能像天气预报一样，凭着膝关节的酸痛就能预测降水。

不过，这种预测并不可靠，因为影响膝关节症状的因素还有很多。如果想要知道明天是否会下雨，还是看真正的天气预报吧！

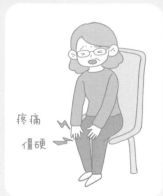

疼痛
僵硬

我国全年龄段膝骨关节炎的发病率最新的统计数据为 8.1%。60 岁以上的老年人，发病率近 50%；75 岁以上的老年人，发病率高达 80%。

目前全球范围内的流调数据显示，膝骨关节炎已经困扰了 3 亿~4 亿人。

总的来说，我国西南和西北膝骨关节炎发病率高于华北和东部，农村发病率高于城市，女性发病率高于男性，肥胖人群发病率高于正常体重人群，骨质疏松和糖尿病患者发病率高于一般人群。

得了膝骨关节炎，会经历什么？

膝骨关节炎的典型进展过程一般分为六个阶段，第一到第三阶段为前期或早期，第四阶段为中期或中晚期，第五阶段为晚期，第六阶段为大晚期。

1. 第一阶段

▶偶尔上下楼梯或蹲起时，膝关节感到疼痛不适，疼痛轻微、短暂，休息后很快就能恢复。

2. 第二阶段

▶阴天下雨或路走多了，膝关节会酸胀、隐痛。此时症状几乎不影响正常生活，间歇期也完全没有症状。几乎没有人在第一或第二阶段到医院看病。

3. 第三阶段

▶部分患者的膝关节肿大；坐一会后起身，关节就会出现启动疼，走几步后疼痛可以缓解；早晨起床时膝关节僵硬、疼痛，过一段时间才能缓解；上下楼梯有一定困难，需要用手扶着腿，或侧着身子下楼；蹲起动作迟缓。到了这个阶段，您就该去看医生了。

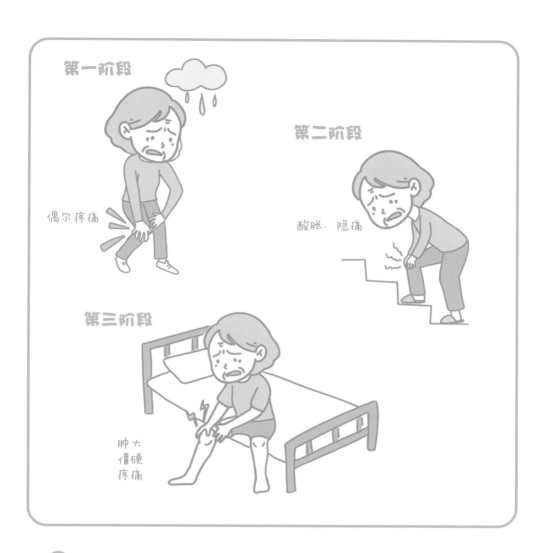

第一阶段

偶尔疼痛

第二阶段

酸胀·隐痛

第三阶段

肿大
僵硬
疼痛

提醒

　　当您保持坐着、蹲着、躺着、站着等一个姿势一段时间后，突然开始走路时膝关节疼，就叫启动疼，医学上称为晨僵。

▶ **4. 第四阶段**

　　膝关节疼痛持续时间越来越长；不仅上下楼梯、蹲起、坐起时会出现启动疼，走路稍久也会感觉疼痛。部分患者还会反复出现关节积液，阴天下雨时更甚。到医院看病的患者，大多处于这个阶段。此时让患者做 X 线检查可以发现，膝关节内侧间隙会更狭窄一些，这说明内侧软骨已经磨损了。在这一阶段，有的患者可能会因为活动过多、天气变化或轻微外伤，突然出现膝关节疼痛、无法活动，这叫关节炎急性发作。

▶ **5. 第五阶段**

　　膝关节疼痛持续，活动时还会加重，只能靠吃止痛药来缓解。膝关节看上去已经明显变形，有的人还会出现"O 形腿"。

▶ **6. 第六阶段**

　　膝关节疼痛严重且持续，有些患者因为膝关节疼，不愿意出门活动，甚至可能不愿下床，但即使是躺着，也可能会感到疼痛。此时大部分患者的膝关节已经出现严重畸形，走路姿势扭曲或无法走路。

第四阶段　　　　　　第五阶段　　　　　　第六阶段

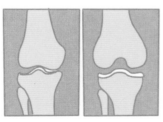

软骨磨损严重

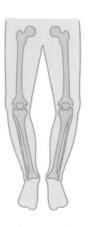

"O 形腿"

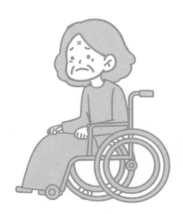

无法走路

▶ **1. 不运动的人更容易得**

2017 年 5 月发表在《骨科与运动理疗期刊》上的一项研究显示：久坐不动，从不跑步的人，发病率为 10.2%；跑步爱好者，膝骨关节炎的发病率为 3.5%；顶级跑者，包括定期跑步痴迷者和专业长跑运动员，发病率为 13.3%。

可以看出，完全不运动的人，膝骨关节炎的发病率并不低；适量运动比久坐不动要好，但过量运动还不如久坐不动。

那么，运动多久比较合适呢？

对于下肢解剖结构没有明显异常、没有关节炎的健康人来说，成人每周至少要有 2.5 小时的中等强度运动，如慢跑；每周的累计运动量能达到 5 小时，对健康会更加有益。

▶ **2. 女性更容易得**

膝骨关节炎和很多其他疾病一样，也有"性别偏好"。根据多年的临床观察和研究，由于男女身体构造、激素水平的差异，女性比男性更容易患上膝骨关节炎。主要原因有以下几点。

（1）女性绝经后，雌激素会断崖式下降到几乎为零。失去了雌激素对关节的保护，女性膝骨关节炎的发病率就会提高。

（2）女性比男性存在更多的膝关节发育问题，最多见的是髌股关节发育不良。这导致很多女性在中年出现膝关节髌股关节炎，影响上下楼梯和蹲起。

（3）女性也比男性存在更多的髋关节发育问题。髋关节发育不良会影响下肢的运动过程，增加膝关节的负担。

（4）因为激素差异，女性用于保护膝关节的周围肌肉比男性要弱。女性在日常也更少去关注这些肌肉和膝关节骨骼。

（5）女性存在韧带松弛的情况较多，关节不稳的情况也较多。

▶3. 家里有直系亲属得过本病的人更容易得

　　膝骨关节炎有明显的家族聚集倾向。您家族里得膝骨关节炎的人越多，您越有可能得；父母的发病年龄越早，子女越可能早早就被膝骨关节炎困扰。除遗传因素外，发病还跟家庭成员共同的生活习惯、生活环境、劳动方式等因素有关。换句话说，如果直系亲属有得膝骨关节炎的，您就要注意了，要未雨绸缪，为健康做知识储备。

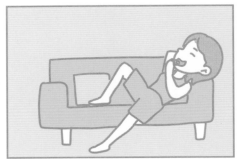
不运动的人

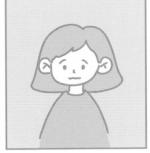
女性

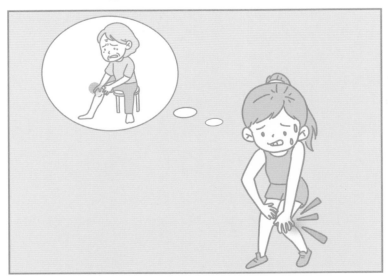
家里有直系亲属得过本病的人

健康寄语 //

　　膝骨关节炎是一种慢性病，会伴随您终老，要学会和这些慢性病共同生存并尽量提高生活质量。无法接受这个事实，就只能在长期的与疾病抗争的过程中，心态崩溃，逐渐变得焦虑、抑郁。

　　头发衰老会变白；皮肤衰老会长皱纹、色斑；骨骼衰老会出现骨质疏松；关节衰老会得关节炎。谁都无法逆转关节的衰老，我们只能接受它的发生，尽可能地延缓衰老的进展。

膝关节痛，不一定是膝骨关节炎

我的一个患者老张，年轻时是个运动员，长期高强度训练，退役之后，体重连年上涨。五十刚出头，他的膝关节就开始不舒服了，一到下雨，膝关节会又肿又痛，要一两个星期才能完全好。现在他六十多了，膝关节比年轻时的大了一圈，上厕所蹲起都费劲，爬楼梯痛苦不堪，稍微多走点路，膝关节内侧就会刺痛。他说自己是得了膝骨关节炎，为了治疗，看遍了中西医，尝试了各种疗法和偏方，没少花钱，但效果都不好。

如果您像老张一样，得了膝骨关节炎，却怎么都治不好，疼痛也无法减轻，甚至都打算开始尝试偏方……

先等一等！

或许，您需要问问自己，也再问问您的医生："我真的是得了膝骨关节炎吗？"

除了膝骨关节炎外，还有一些其他疾病也会表现出相似的症状，因此，仅仅是感觉到膝关节痛，并不能直接判断就是得了膝骨关节炎，还需要排查很多症状相似的疾病。

》》膝关节疼痛，还有哪些病

导致膝关节疼痛的病有很多，骨骼、软骨、韧带甚至是内分泌问题，都可能导致疼痛，有些人的关节疼痛也并非仅由单一因素导致。如果想查清导致疼痛的具体原因，需要去医院进行相关检查，在这里只列出最常见的几种疾病。

▶ 1. 痛风

痛风在中青年男性中比较常见，其疼痛最多见于趾关节，膝关节也不少见，发作起来非常迅猛，红肿热痛明显，关节积液很多，一周左右症状就能消退。喝酒、吃海鲜、过量运动、暴饮暴食等都是诱因，因痛风的疼痛来就诊的患者，查血清尿酸一般偏高。

▶ **2. 类风湿关节炎**

中国人比较容易把这个病与膝骨关节炎混淆，因为只要关节疼，很多人就说是"风湿"。类风湿关节炎是一种自身免疫性疾病，以小关节（手指、手掌、脚趾）、多关节、对称性疼痛为主，并伴有滑膜炎、晨僵、关节畸形等症状，通过抗环瓜氨酸肽、血沉、C 反应蛋白、X 线等检查及症状可以将其与膝骨关节炎相鉴别。

▶ **3. 脊柱关节病**

需要对这类疾病提高警惕的是年轻人。在二十多岁甚至十几岁就反复出现关节疼痛、滑膜炎，绝对不正常。有类似关节炎症状的年轻患者，要先去风湿免疫科就诊，排除强直性脊柱炎等病。

▶ **4. 运动损伤**

运动损伤如交叉韧带损伤、半月板损伤等，往往是中青年人由受伤引起，起病急骤，通常也有明显的受伤过程。而膝骨关节炎是一种缓慢发生和进展的慢性疾病，和运动损伤相对容易区分。

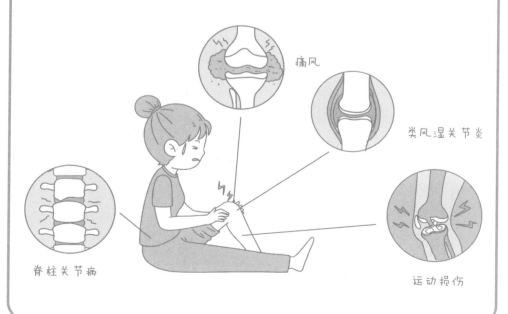

痛风

类风湿关节炎

脊柱关节病

运动损伤

真正的膝骨关节炎是什么样

膝骨关节炎是一种严重影响患者生活质量的关节退行性疾病，它实际上是膝关节的退变和衰老。这种退变，包含了以下8个要点。

（1）关节软骨被磨薄甚至部分被磨掉。

（2）关节骨骼周围出现骨质增生。

（3）关节软骨周围的骨骼出现骨质疏松。

（4）由于关节软骨磨损，在承担体重和摩擦的过程中，软骨下方的骨头发生硬化。

（5）关节内侧和外侧的软骨受力不均，内侧先磨损，X线片上内侧的关节间隙可见狭窄。严重的患者可出现O形腿。

（6）关节内环境的变化刺激滑膜发炎，关节液增多，出现关节肿胀、积液。

（7）关节周围的韧带张力不平衡，让关节变得不稳定，加速关节磨损，导致积液产生，并进一步导致骨质增生。

（8）半月板退变、磨损。

要确诊膝骨关节炎，应该做什么检查

（1）一张膝关节X线片。这是膝骨关节炎的标准检查，也是最简单、最便宜、最有价值的检查。

（2）如果在关节炎的早期，还可以查一下核磁共振，但这是一种补充检查，不是人人必查。

（3）查血液指标，比如：血沉、C反应蛋白、血清尿酸、抗环瓜氨酸肽、HLA-b27等，这些指标可以为医生排除其他同样症状的疾病提供参考。

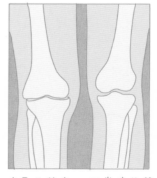

膝关节X线片

膝骨关节炎　　　正常膝关节

（4）此外，重视骨科医生的一双手。有些时候，医生用手摸一摸、动一动膝关节，也能推断个八九不离十。

 健康寄语

有人问："确诊了膝骨关节炎，意味着我残疾了吗？"

其实，这要看您如何定义残疾。对 90% 的膝骨关节炎患者来说，最困扰的问题是膝关节反复疼痛，大部分患者并不会出现明显的生活质量下降，通常我们不认为这是残疾。但如果您认为走路瘸、走路疼也属于残疾，那么膝骨关节炎确实会让患者残疾。

只有不及时治疗，任由炎症发展，到了关节炎的终末期，膝关节剧烈疼痛、无法活动甚至畸形，对生活造成严重影响时，才被认为是由膝骨关节炎导致的残疾。

得了膝骨关节炎，应该这样治

有不少患者经常问我："医生，我的膝骨关节炎还能治好吗？我天天都痛，太难受了。"

这个问题，回答并不难，但很难用几句话就回答得准确。因此，我在这一节，会详细给大家讲一讲，得了膝骨关节炎，能够做什么、应该做什么。

- -

首先，我们要明确的是，膝骨关节炎是可以治疗的。

在关节炎的不同阶段，我们分别有不同的治疗方案，也就是我们常说的"阶梯治疗方案"。

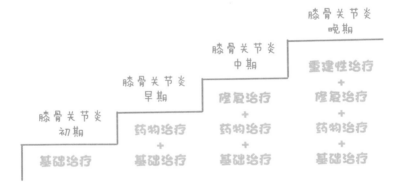

》》1分钟先了解

（1）**基础治疗**。包括健康教育、减肥、肌肉锻炼、运动康复，以及各种物理治疗手段等。其中，最重要的是前四种，它们可以治本。

（2）**药物治疗**。包括口服药物、外用药物、关节内注射药物等。

（3）**修复性治疗**。包括目前还在研究中的软骨修复技术、应用比较广泛的胫骨高位截骨矫正力线等。

（4）**重建性手术**。一般指人工关节置换手术，包括全膝置换、单髁置换、髌股关节置换等。

（5）**术后康复**。包括术后的关节活动度康复、柔韧度练习、关节周围肌肉功能康复、本体感觉训练、平衡训练、术后营养、心肺功能康复、运动功能康复、心理康复等。

» 哪些药物可以治疗膝骨关节炎

膝骨关节炎是可以用药物来治疗的，但是开始用药之前，一定要明确一点，我们吃药，并不是为了根治关节炎，而是让它的症状缓解或消除，同时延缓炎症进展。

控制关节炎的药物，按照服药方式不同，可以分为三大类：口服药、外用药和注射制剂。

▶ 1. 口服药

治疗关节炎最常用的口服药是非甾体类的消炎止痛药，比如布洛芬、塞来昔布、美洛昔康、依托考昔等。记住，这类药只服用一种就行，几种一起吃，药效无法叠加，反而副作用会增加。

如果普通的消炎止痛药无法缓解疼痛，可以去医院就诊，如果医生评估后，认为您的疼痛确实比较严重，就会开具其他类型的止痛药。有些止痛药副作用相对较大，因此无法在药店买到，医生开药也会更谨慎。作为患者，一定要在看过骨科医生后，遵照医嘱来使用。

除了止痛药物外，还有一些能延缓关节炎进展的药物，比如双醋瑞因、氨基葡萄糖等，可以在医生的指导下服用。但是，这些药不是止痛药，吃完后不会立刻见效，它们的作用都是长期规律服药后才会显现的。

▶ 2.外用药

有些患者不适合口服药物，可以试试外用的涂抹药物或药膏，也可以使用栓剂。

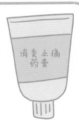

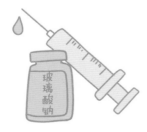

▶ 3.注射制剂

除了口服和外用的药物外，还有一些应用于关节的注射制剂，比如玻璃酸钠、复方倍他米松等，如果有需要，记得去正规医院找医生帮忙，不要随便相信一些黑心商贩的宣传，更不要自己操作。

▶ 4.抗焦虑药

如果患者出现了焦虑和抑郁等状态，还要服用一些抗焦虑药，用以舒缓心情、改善睡眠，缓解顽固的症状。但是抗焦虑药起效较慢，一般需要吃 3~6 个月才能见效。

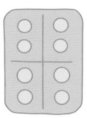

提醒

关节炎的药物治疗也同样讲究阶梯原则。药物治疗的阶梯原则就是：药物剂量从少到多，用药方式从单用到联合，用药途径从口服、外用到关节内用药。这个原则的意思是，能少吃药，尽量少吃，能口服或者外用，就不要进行有创的注射。

单纯骨关节炎患者在饮食方面没什么特别要注意的，也没有什么食物具有特殊的保健效果。关于骨关节炎患者饮食方面的谣言有很多，这里说一说常见的几种被认为对膝关节有保护效果的食物。

▶ **1. 骨头汤**

骨头汤中蛋白质和钙的含量并不高，脂肪、嘌呤的含量反而很高，经常喝骨头汤不仅不能改善膝骨关节炎的症状，还可能导致肥胖、痛风等问题，加重膝关节负担。

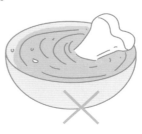

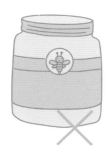

▶ **2. 蜂蜜**

蜂蜜含有大量果糖，而果糖已经被证实和体内多种疾病的炎症活动有关。摄入过多糖分也可能导致肥胖，加重膝关节负担。

▶ **3. 富含胶原蛋白的食物**

猪蹄、鸡爪这类食物的软骨中含有胶原蛋白，但是胶原蛋白和其他蛋白质一样，本身是不能被吸收的，要分解为氨基酸之后才能吸收，虽然这些氨基酸也可以在体内再次组合构成蛋白质，但是不是构成胶原蛋白，就说不准了。

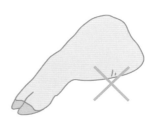

膝骨关节炎可以贴膏药、涂药膏吗？

正规医院开的膏药和药膏里，都含有止痛、消肿的成分，可以缓解症状。但是，膏药和药膏都不能根治关节炎，也不会溶解骨刺。有些来历不明的膏药中含有大量的铅，可能会引发铅中毒；正规的膏药，也可能导致过敏，如果您对膏药过敏，就不要贴了。外涂的药膏中有些含有激素，可能产生与激素相关的副作用，因此不建议自行购买和使用药膏。如果是医生在评估后开具的药膏，要严格遵医嘱涂药和停药。

膝骨关节炎需要用关节镜做清理吗？

国内、国外的多个权威指南和医学研究均表明：关节镜用于关节炎清理术，和安慰治疗组及假手术组，疗效相当。换成简单易懂的意思就是：用关节镜清理关节，对膝骨关节炎没什么疗效。我常给执意要做关节清理的患者举这样的例子：一栋摇摇欲坠的危房，房梁、屋顶和地板全坏了，这时哪怕进行全屋大扫除，将屋里扫得一尘不染，也不能改变它危房的本质，里面还是不能住人！用关节镜做清理就是对关节内部进行一个大扫除，关节本体坏了，将关节腔里打扫得再干净，又有什么用呢？虽然清理对单纯的膝骨关节炎没什么效果，但如果患者有膝骨关节炎的同时也有关节内游离体或者半月板撕裂，用关节镜清理关节，取出游离体、处理半月板等，都是可以的。

膝骨关节炎发展到最后，一定要做膝关节置换吗？

膝关节置换并没有那么可怕，相反，它是一项造福了众多关节疾病患者的技术。人工关节置换被不少专家誉为"20世纪最伟大的三大医疗技术发明之一"，解决了各种终末期关节炎、晚期股骨头坏死等医疗难题。在二三十年前，不管关节炎发展到什么程度，都只能吃止痛药，有些患者疼痛难忍，会做膝关节融合术甚至截肢，人工关节置换的出现，大大提高了这些患者的生活质量。当然，关节假体也是有使用寿命的，如果患者较年轻，年龄低于50岁，就要详细评估利弊后再做选择。

膝骨关节炎发展到什么程度，需要做膝关节置换？

要满足两个条件，才考虑进行膝关节置换：①从X线片上看，关节炎已经进展到终末期；②从症状上看，经过休息、药物等保守治疗后，患者仍然存在明显的膝关节疼痛，严重影响生活质量。

如果您只满足①，不满足②，可以先观察，不必立刻置换；如果您只满足②，不满足①，说明关节炎本身程度并不严重，疼痛可能是关节炎急性发作所致，此时先考虑在医生的指导下用止痛药来改善症状；如果您两条都满足，就可以让医生评估是否要置换膝关节了。

 年龄大的患者做膝关节置换手术风险大吗？

所有的手术都有风险，患者的年龄越大、身体越差，手术越复杂、时间越长，则风险越大。相比于年龄对手术风险的影响，患者的基础身体状况更会影响是否适合手术。如果患者仅是年龄大，身体健康、无基础疾病，经过评估就可以做膝关节置换手术；如果患者年龄并不算太大，但身体非常差，基础病多，可能就不适合做膝关节置换手术了。如今，膝关节置换手术的技术已经非常成熟，国内多家医院都已常规开展这一项目。建议在力所能及的情况下，到正规的大医院进行手术，以尽可能地减小手术风险。

 健康寄语

因为关节疼痛而焦虑怎么办？

现在讲究身心兼治，调整不好心态，症状就很难改善。如果您感觉心情十分糟糕，无法自己调节，可以去医院看心理科或精神科医生，这并不丢人。心理疾病并非无药可治，精神科的医生也并不是只看精神疾病患者。服用一段时间抗焦虑药物，配合关节炎治疗，说不定有奇效！

● 崴脚了，谨记 RICE 原则

大部分人都崴过脚，即使您是一个从未崴脚过的幸运儿，相信您也一定见过其他人崴脚。崴脚，医学上常叫踝关节扭伤，它是常见的踝部损伤。崴脚后，很多人并不在意，觉得这是常见的小伤，休息几天就会好。殊不知，严重的踝关节扭伤可导致骨折或韧带断裂，最终引发踝关节习惯性扭伤甚至创伤性关节炎。

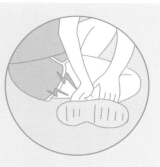

» 1 分钟先了解

一般情况下，根据症状和对功能的影响严重程度，我们将踝关节扭伤分为三度：Ⅰ度属于较轻微的扭伤，这类扭伤的患者多在家自行休养，很少去医院就诊；Ⅱ度、Ⅲ度属于较严重的扭伤，在医院，多见Ⅱ度、Ⅲ度扭伤的患者。

1.Ⅰ度扭伤

韧带轻微拉伤，肿胀和疼痛程度都较轻。患者能够负重行走。

2.Ⅱ度扭伤

韧带有部分撕裂，疼痛程度中等，可见肿胀或瘀斑。症状对踝关节活动造成影响，患者无法正常走路。

3.Ⅲ度扭伤

发生韧带断裂和（或）骨折。疼痛、肿胀、瘀斑都比较明显。患者无法步行，或踝关节在负重时剧烈疼痛。

　　崴脚后，先不要着急，可以观察一下自己的脚踝伤得是否严重，较为严重的扭伤通常符合至少一条下方列出的特征，在扭伤后可以根据这几条来自行初步判断严重程度。

　　（1）扭伤部位"肿得像馒头一样"或整个脚踝都有淤青。

　　（2）扭伤后无法正常行走超过4步（即左右脚各迈出2步）。

　　（3）脚踝内侧、外侧、内前方和足背外侧4个点中，有1个以上严重压痛部位。

　　（4）扭伤时，听到了明显的"啪"的声音。

　　（5）脚踝出现畸形。

　　出现以上任一情况，就要考虑脚踝骨折、肌腱断裂的可能，建议立刻到医院去看急诊。

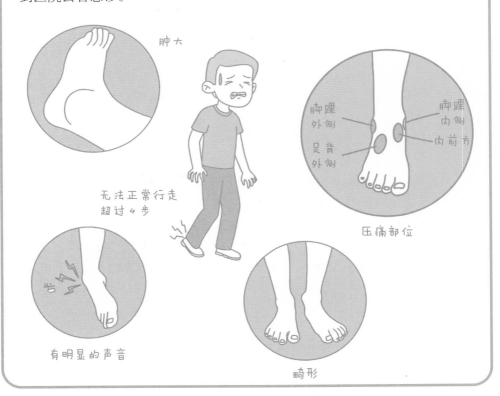

肿大

脚踝外侧
足背外侧
脚踝内侧
内前方

压痛部位

无法正常行走超过4步

有明显的声音

畸形

"RICE"是"休息""冰敷""加压""抬高"这四个英文词的首字母缩写。

R Rest，休息

伤脚不要再忍痛活动。在恢复正常走路步态之前，应该限制这只脚的负重，最好拄拐；如果不方便拄拐，就尽量减少这只脚的踩地活动。

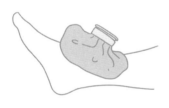

I Ice，冰敷

可以用冰块冰敷扭伤处，也可以用冷水浸泡。每 2~3 小时冰敷一次，每次 15~20 分钟。注意防止冻伤，使用冰块时可以隔着毛巾。受伤后的 48 小时内，冰敷有助于镇痛和缓解肿胀。

C Compression，加压包扎

为了减轻肿胀，要尽早对扭伤的踝关节进行加压包扎。但也不要包得太紧，以免阻碍血液循环。

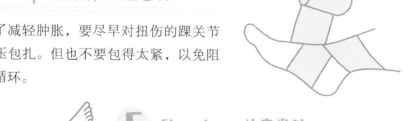

E Elevation，抬高患肢

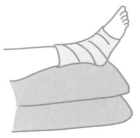

受伤的脚踝应该保持抬高姿势，躺着的时候可将脚垫起，使其高于心脏平面；坐着的时候，尽可能垫高伤脚。这样有助于减轻疼痛和肿胀。

RICE原则简单、好记、便于操作、效果明显，对没有医学背景的人来说，记住这四点，就够用了。崴脚后，不管伤势如何，都要立刻按RICE原则来处理。如果怀疑自己是Ⅱ度或Ⅲ度扭伤，或无法明确判断扭伤程度，处理后依然要去医院寻求医生的帮助。

>> 对脚踝进行康复锻炼

康复锻炼应该在剧烈疼痛和肿胀消退之后尽早开始，但如果在康复过程中疼痛明显，则应立刻停止。我在这里教大家一些简单的锻炼动作，如果需要视频指导，可以扫封底的二维码，去公众号中查看。

（1）勾脚尖—压脚尖，这个动作也叫踝泵训练。

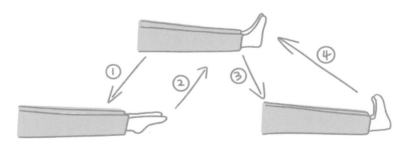

（2）用脚尖在空中写"王"字。

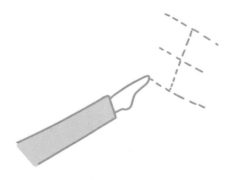

（3）脚踝肿痛基本消失后，可以在康复医生的指导下，使用一些特殊的脚踝平衡和本体感觉练习的小工具，进行一些脚踝平衡训练。

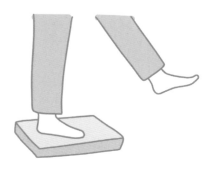

所谓习惯性扭伤，就是关节的稳定结构失效后，在日常活动或运动过程中，关节就会反复扭伤。这种情状，最容易出现在踝关节。有习惯性扭伤的人，要么是天生韧带松弛，要么就是脚踝曾严重扭伤却没有及时处理。要预防习惯性扭伤，崴脚后就一定要记得下面这几点。

（1）崴脚后要严格按照 RICE 原则进行临时处理。如果判断自己扭伤程度较严重，一定要去医院，并遵医嘱进行检查、治疗和康复锻炼。

（2）如果您已经韧带断裂，又还有运动诉求，请积极治疗，必要时手术修补或重建韧带。带伤坚持运动，只会导致关节毁损或早衰。

（3）每次运动之前，先做热身运动，充分让每个关节活动开。

（4）因受伤或车祸等外伤骨折的人，如果骨折累及关节面，造成了关节面的裂缝、台阶、移位等，就要跟医生一起讨论是否需要通过手术进行精细的关节面对位和固定。

（5）X 线主要用于看骨骼，核磁共振才能看到软组织损伤。对关节来说，韧带、半月板、肌腱、软骨，甚至滑膜，都非常重要。因此，有时只做 X 线检查是不够的，该做核磁共振一定要做。

（6）如果您在某次受伤后，发现关节不稳定，经常扭伤，导致运动时有恐惧感，或关节反复积液、肿胀、有错动感，那么不管离受伤时已经过去了多久，都要去医院看看。如果发现了曾经遗漏的重要结构损伤，还能及时止损。

 健康寄语

踝关节扭伤很多时候伤的是韧带，韧带在 X 线片中是不显影的，要知道它是否受伤，就得做核磁共振。

如果核磁共振提示患者有韧带撕裂甚至断裂，医生会现场进行评估，根据韧带的重要性、受损程度，患者症状、年龄、对运动的要求等，选择治疗方式。

我的个人观点是：越年轻，运动要求越高，则越应该对踝关节韧带损伤进行积极处理。

🐾 两边脚踝肿，当心类风湿关节炎

一位网友老陈向我求助：他的双脚踝关节反复出现肿胀、积液已有十年，先后当做痛风、关节炎、滑膜炎等病进行治疗，吃了很多种药，也试了各种传统疗法，但仍然反复发作。

我发现他的病史有三个特征：一是病程很长，二是反复积液肿胀，三是双侧对称。

于是，我问他："您有没有排查过类风湿？"

老陈回答："风湿？多少有点。"

这个回答牛头不对马嘴，但我知道对没有专业知识的患者来说，"风湿"和"类风湿"很难区分。于是我建议老陈去附近的三甲医院就医，查一下类风湿因子、抗环瓜氨酸肽等指标。

半个月后，老陈告诉我，他被确诊为类风湿关节炎，已经开始正规用药了。

》》 1分钟先了解

风湿，是人们最常用于关节疾病的描述，它来源于中医，本意是指外在的风邪和湿邪导致的病证。在现代医学中，没有与中医的风湿类似的疾病，不过有一种病名相似的病叫"风湿热"。风湿热是指由链球菌感染引起的一种伴有发热、皮疹和游走性关节疼痛的结缔组织病。随着生活条件和医疗水平的提高，风湿热在我国已经比较少见。

被人们经常提及的与关节有关的"风湿"，大部分是指类风湿关节炎。类风湿关节炎属于免疫系统疾病，累及全身多个关节、器官和组织。它常表现为多关节、对称性的肿胀、疼痛、僵硬，以手指、掌指、手腕等关节最常见，也可累及膝、踝、趾等关节，到了疾病晚期，患者还会出现关节畸形。

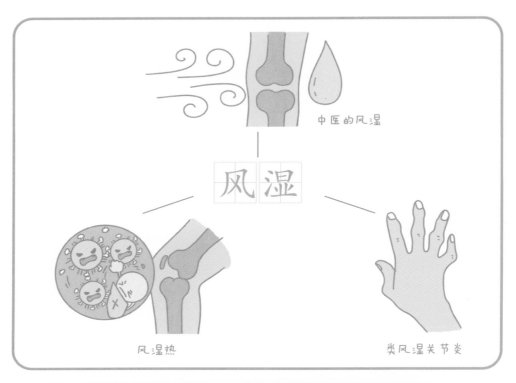

中医的风湿

风湿

风湿热

类风湿关节炎

≫ 关于类风湿关节炎，这几个要点要记住

（1）如果多个关节出现疼痛、肿胀、僵硬（尤其是晨僵），并持续半年以上，就要警惕是否有类风湿关节炎。

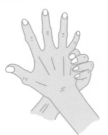

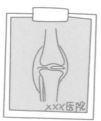

（2）明确"类风湿关节炎"这个概念，不要用模糊的"多少有点风湿"来替代，类风湿关节炎需要到正规医院的风湿免疫科检查后才能确诊或排除，模棱两可的感觉会减弱您对病痛的感知力。

（3）一旦确诊为类风湿关节炎，就要找一位靠谱的风湿免疫科医生，信任医生，听医嘱规范用药、定期复查。

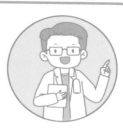

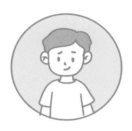

（4）类风湿关节炎并非老年人专属，中青年人才是本病的主要患者群体。

（5）类风湿关节炎是慢性病，也是全身性的疾病，要树立起长期控制病情的信心和决心。规范治疗的患者，一般都能很好地控制病情，不到万不得已，一定不要放任疾病发展。

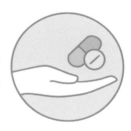

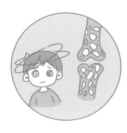

（6）得了类风湿关节炎的人群容易出现贫血、骨质疏松等情况，需要提前应对，建议多吃高蛋白、富铁、高钙的食物，少吃盐，戒烟、戒酒，多晒太阳，每天适量运动。

（7）患上类风湿关节炎这种需要长期控制的疾病，有人会存在侥幸心理，想要一劳永逸地治愈它。很多骗子利用这种心理，声称有"神药"甚至"不吃药就能治愈"，患者一旦听信，就血本无归。千金散去还能再来，但健康消失就再也不会回来。真正的捷径，从来不是这些曲折的小道，而是平坦又被无数人验证过的大路。

健康寄语

　　治疗类风湿关节炎的药物，其说明书上一般都会标明副作用，其实这些副作用基本是可预判、可监测、可控制、可逆转的。而如果不治疗或治疗不正规，关节和器官的损害就是不可控、不可逆的。两害相权取其轻，积极治疗才是正路。

发生痛风，这三个方面要注意

几乎每一个关节科的医生都会有类似的体验：值夜班时被叫去急诊室，患者是年轻男子，夜里吃烧烤、喝啤酒，到了凌晨，大脚趾红肿明显，疼得路都走不了，只能"嗷嗷"叫，一通检查之后，不出所料，病因就是痛风。

我们对痛风都不陌生，这种突发脚趾疼痛进急诊的情况，想必不少人自己也经历过，或是见过身边的人发生过。

其实，痛风并不是像我们看到的那样，毫无预兆地突然发生，在患者感觉到关节处红肿、疼痛之前，必然已经有了很长一段时间无症状的高尿酸血症。这也就意味着，想要减少痛风发作，先要控制血液中尿酸的浓度。这一节，我们主要从饮食、运动、用药这三个方面来讲一讲如何控制尿酸。

》 1分钟先了解

痛风，在临床上叫痛风性关节炎，它是血液中的尿酸因浓度过高析出并沉积到关节里引发的一种自身免疫反应。当关节里沉积了很多尿酸结晶时，身体想要快速清除它们，就会发动免疫系统，跟它们"大战一场"：战火连天就是发红发热，硝烟弥漫就是又肿又疼。

》 饮食方面

尿酸高本身是由于身体对嘌呤的代谢有障碍，饮食会带来外在的嘌呤，但这只是嘌呤的一个来源，我们的身体本身也会有内源性的嘌呤产生。因此，对尿酸的影响，饮食可谓"成事不足，败事有余"。

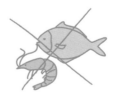

所谓"成事不足"，就是单纯依靠控制饮食来降低血液中尿酸的浓度，效果往往不理想。一项研究表明，单纯的饮食控制仅能长期降低尿酸约 $60\mu mol/L$，这对血尿酸数值动辄五六百的人来说，是远远不够的。

所谓"败事有余"，是指饮酒和进食高嘌呤食物都是痛风发作的首要原因，大量的酒和高嘌呤食物可以让血液中的尿酸浓度飙升，从而导致痛风发作。

提醒

即使无法仅靠调整饮食来控制尿酸水平，控制饮食仍然是高尿酸治疗中重要的一环。痛风患者在平时要低嘌呤饮食（如少吃内脏、海鲜、浓肉汤等）、多喝水、戒酒、不喝饮料。

》 运动方面

高尿酸人群一般不适合进行剧烈的、导致大量出汗的运动：剧烈运动会导致肌肉细胞破坏并释放嘌呤，使血液中尿酸浓度升高；大量出汗后，血液"浓缩"，尿酸浓度相对增高，也会增加痛风的发作概率。

所以，高尿酸人群，每日坚持规律、适量运动即可，不要追求单次的高强度运动。

》 用药方面

高尿酸血症的用药分为"控风"和"降酸"两个方面，这是针对该疾病不同阶段进行的不同治疗。

▶ 1. 控风

控风就是在痛风发作期间的治疗，即关节正红肿热痛时，采取的措施。比如，应用消炎止痛药、秋水仙碱或小剂量糖皮质激素，将正在发生的急性痛风性关节炎快速压制住，在最短的时间里控制症状、缓解疼痛。

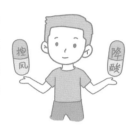

▶ 2. 降酸

降酸是指在平时痛风不发作的时候，使用药物将尿酸降低到较低的水平，防止痛风发作，并减少高尿酸对身体的危害。这些药物包括抑制尿酸合成药和促进尿酸排泄药两大类，比如很多人都知道的非布司他、别嘌醇就属于抑制合成类，而苯溴马隆就属于促进排泄类，需要医生根据患者的具体情况开具。

 健康寄语

控制尿酸跟减肥一样，考验的是一个人的毅力，也是一个人优化自己生活方式的过程。希望每一位痛风患者都能痛定思痛，开启全新的、规律的、健康的生活。

综合篇

与关节息息
相关的那些事

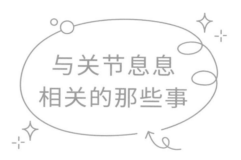

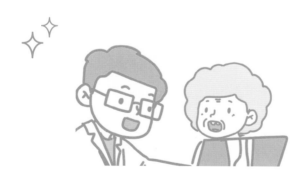

关节出问题，这些检查有帮助

有些人很反感如今在看病时烦琐的诊断流程和繁杂的检查手段，他们会不约而同地提起，在几十年前，没有这些复杂的过程，医生也一样能治好病。

是现在的医生过于依赖仪器，看病水平低下，还是现在的医生不再"医者仁心"，只想收取高昂的检查费用？

作为医生，我很理解患者的这些抱怨，一个生病的人，最怕的就是看病难、看病贵，检查需要金钱和时间，那些庞大而冰冷的检查仪器，也会让人望而生畏，加剧患者的不适。

现在人们的预期寿命越来越高，对生活质量的要求也越来越高。以前生病了能治好就行，疾病后遗症、残疾发生率和患者的感受都很难被考虑到；现在人们不只是要求"把病治好"，还会要求治病的过程更精确、更快、痛苦更少，疾病后遗症更少，患者带病的生活质量也要尽可能地趋近健康人。这就要求医生的诊治更精准，而不能像几十年前那样，大概地摸清方向就开始尝试治疗。为了更快更准确地诊断疾病、开展针对性治疗，各种各样的检查手段才逐渐被运用。

那么，只是关节出了问题，我们要做哪些检查，这些检查又分别有什么作用？在这一节里，我会讲清楚，让您检查时不再迷茫、不再恐惧。

》》 1分钟先了解

跟关节相关的检查，主要包括这几种：查体、X线、CT、核磁共振、超声、关节腔穿刺抽液、关节镜。

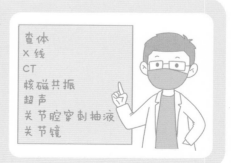

查体
X线
CT
核磁共振
超声
关节腔穿刺抽液
关节镜

》》 查体

所谓查体，就是医生用手触摸、活动、按压患者的关节，感受关节里的变化，并通过患者的反应来推断关节内的情况。关节外科和运动医学科的医生都非常注重查体，因为任何语言都不如亲手触摸关节感受到的直观。

有些医生因为门诊患者太多，会省略查体这个步骤。我并不赞成这种做法，问诊和查体，应该是医生对患者病情进行大致判断的第一步，先问诊和查体，才能明确检查方向，更有目的地去进行后续检查，这样不仅能提高效率，也是对患者负责。

》》 X 线

这或许是大家最熟悉的检查，很多疾病的确诊都离不开 X 线检查，做 X 线检查可以用来看不透光的组织，比如骨骼。

在骨科，X 线检查也非常重要，凡是能从骨骼本身变化看出的问题，都能通过 X 线来观察到，比如：骨折、关节脱位、关节畸形、关节间隙狭窄、股骨头坏死、关节里多了个小骨头（游离体）等。

如果患者的问题并不是出在骨骼上，而是软骨、韧带、肌腱、半月板、关节囊、滑膜等结构的问题，通过 X 线就无法看到。原因在于，这些结构并不会在 X 线片上显影，问题也就无从发现。

》》 CT

CT 的成像方式与和 X 线完全不同。在很多人的印象中，CT 的片子都是一个个的小方块，里面究竟是些什么东西，根本就看不明白。

我用一个例子来说明 CT 到底是怎么运作的：

假设有一块月饼，它包裹着一枚硬币，仅从外观上，看不出来月饼里面有什么。如果拿着月饼去拍一张 X 线片，您会得到一张二维的图，图像中只能看到一个不太明显的圆，里面有一个十分清晰的硬币大小的高亮影（硬币是金属，不透光，在 X 线片上很清晰）。但是，您根本不知道这个硬币在月饼前后的哪个位置，也不知道是正面还是背面朝向您。如果拿月饼去做 CT，就相当于拿刀把月饼从上往下切成很多层厚度为 0.5 厘米的薄片。您一片一片地看，就能看到硬币的样子，之后在脑子里把这些薄片组合起来，就能重新构建出月饼和其中的硬币的三维模型。

有些累及关节面的骨折，需要精细地检查关节面的受损情况，这时就需要用 CT 来观察。

》 核磁共振

也叫 MR，核磁共振没有辐射，完全是利用磁场来检查。其成像原理和 CT 差不多，也是"切片"。不过，CT 只能比较清晰地看到骨头等密度高的组织，核磁共振则特别擅长看软组织，比如软骨、滑膜、半月板、肌腱、韧带等，一层一层，清晰可见。相当于把刚才提到的月饼里的各种馅料都看得清清楚楚，比如，花生、红枣、葡萄干等，不同的东西可以通过不同的灰度来区分。

》 超声

超声在关节领域用得不多，原本主要用来检查关节处的肿块。现在，很多医院已经开展了肌肉骨骼超声检查项目，检查肌腱、韧带、肌肉等部位的损伤、钙化、水肿等。超声比较准确，没有辐射，又比较便宜，但在关节部位进行超声检查对操作医生的要求较高。优秀的肌肉骨骼超声医生，还能在超声引导下"百步穿杨"，给特定部位注射药物。

》 关节腔穿刺抽液

有些患者被关节积液困扰，当医生无法查明关节积液的原因时，有时就会用注射器扎进关节腔，抽出一些积液来做化验，辅助诊断。关节腔穿刺抽液属于有创检查，可能会导致感染，必须严格消毒后再进行操作。

》 关节镜

关节镜是在很久以前就开始使用的一种设备，可以像胃镜一样用来检查关节内部结构和疾病。如果医生在做了其他检查后，还是不知道患者的关节内部到底是什么情况，也可以选择用关节镜进入关节腔去直观地查看。

 健康寄语

疾病很复杂，检查并不能百分之百保证能查清病因，查清了病因，也不能百分之百保证治好，这是受到当下医疗水平和病情严重程度制约的。

有些人可能会认为，治不好的病，没有检查的必要，那么多的检查都是浪费钱。但任何疾病都只有先查明病因，才能进一步研究出治疗方案，很多病虽然现阶段治不好，但早明确、早控制，症状就会更轻. 或许以后科学更加发展，在您的病情变严重之前就研究出治疗方案，您也一定会庆幸因为早诊断、早控制而能让自己等到治好的这一天。

所以说，检查项目增多是医学发展的象征，这是好事。医生手里的武器多了，才能更好更快更准确地帮人类战胜病魔。

教您选用解热镇痛药

在很多的医学科普作品中，我们都会看到一个名词，叫"解热镇痛药"，这个名称可能会让人把它和止痛药等同起来。其实，止痛药是一个很大的家族，解热镇痛药只是其中的一支。

常用的具有止痛效果的药物，根据其作用机制，主要分为两大类：

一类是解热镇痛药，它们主要是通过消除身体的炎症来缓解疼痛，因此也称为解热镇痛抗炎药，也就是我们前面反复提到的消炎止痛药；

另一类是中枢性镇痛药，这一类药主要是通过麻痹中枢系统对痛觉的感受来缓解疼痛。

有些人认为止痛药有成瘾性，一吃就停不下来；有些人则觉得一旦依赖止痛药，以后就得加量服药，从一片到七八片……这些说法并不能说毫无依据，但也属于张冠李戴，确实有些药物会有类似的副作用，但仅说解热镇痛药这一个类别，按需、对症服药，完全不必担心成瘾和加量。

止痛药

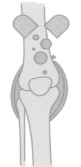

解热镇痛药

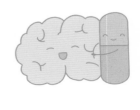

中枢性镇痛药

>> 1分钟先了解

有时，炎症是疼痛的重要来源：在对抗疾病的过程中，身体为了自我保护会出现炎症反应，造成局部疼痛、肿胀、发红等问题，这些反应很多时候都是过度的，会对身体造成一定的伤害，解热镇痛药能够抑制炎症反应，达到缓解疼痛、消除肿胀的效果。因此，我们可以认为解热镇痛药是针对一部分病因来止痛的，并不是单纯地对症处理，正确服药就能让身体减少不必要的损伤。反过来，如果炎症已经很严重，还忍着不吃药，不仅会因为过度的炎症反应让机体受损，时间长了，还会让中枢对疼痛变得敏感，原本能忍受三分的疼痛，发展到后来，一分疼痛都和三分一样难忍。因此，早期止痛，才是正确、规范的理念。

》 解热镇痛药如何止痛

解热镇痛药主要分为两个分支：其一，被称作非选择性解热镇痛药，如布洛芬、双氯芬酸钠等；其二，被称作选择性解热镇痛药，如塞来昔布、依托考昔等。

如何理解"选择性"和"非选择性"的意思呢？

我们身体里存在着一个酶的家族，叫环氧合酶（COX），其中有两种酶，COX-1 和 COX-2，在炎症反应过程中起到了重要作用。它们的存在，保证了炎症反应的顺利进行，让疾病或受伤部位呈现出红、肿、热、痛等炎症表现。但是，它们并不只在炎症发生时出现，没有炎症的时候，它们

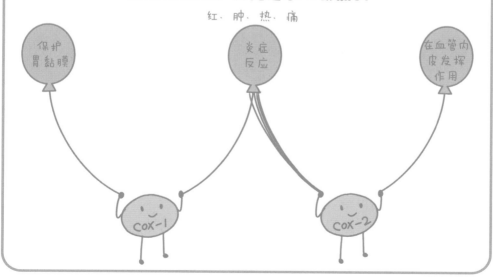

解热镇痛药，究竟是怎么镇痛的

红·肿·热·痛

就发挥其他生理功能。比如，COX-1 存在于胃黏膜的一些细胞中，平时有保护胃黏膜的作用；而 COX-2，在炎症过程中起到的作用更多，在血管内皮等细胞中也发挥着一定的生理作用。

所谓非选择性药物，就是对 COX-1 和 COX-2 两种酶都有抑制作用，不仅能抑制炎症，还会影响到 COX-1 的一些生理功能，比如保护胃黏膜。所以，服用这类药物时，医生一般都会告诉患者：患有活动性胃溃疡的人群不能服用。有些人长期服用这种药会感到胃不舒服，也有这个原因。

那么，既然 COX-2 在炎症反应过程中参与得比较多，仅把它抑制了，不管 COX-1 行不行？

确实可以。科学家已经发明了选择性的 COX-2 抑制剂，同样也能达到消炎止痛的作用。这类药对胃黏膜的影响小了很多，也只会对血管内皮等造成小干扰。当然，选择性 COX-2 抑制剂也有缺点，就是比一般的解热镇痛药更贵。

解热镇痛药并不完全都是口服，也有静脉注射、外涂、贴敷等途径。但是，无论哪种剂型，最终吸收到血液中发挥作用的机制都是一样的。

》别把抗生素当解热镇痛药

现实中，很多人容易把解热镇痛药和抗生素混为一谈。这可能是因为，我们平时认为是"发炎了"的症状，大部分都是细菌感染造成的，人们就自然而然地把抗生素称为"消炎药"了。实际上，真正的解热镇痛药和抗生素，完全是两类不同的药。

抗生素是一种杀灭或抑制细菌的药物，比如青霉素、头孢菌素、喹诺酮类、硝基咪唑类等，都是抗生素。对多数细菌引起的感染性的疾病，抗生素是有效果的。但是，很多炎症并非由细菌引起，比如，关节炎、类风湿、腱鞘炎、痛风等，都是无菌性的炎症，这时使用抗生素就没效果了，得使用解热镇痛药。

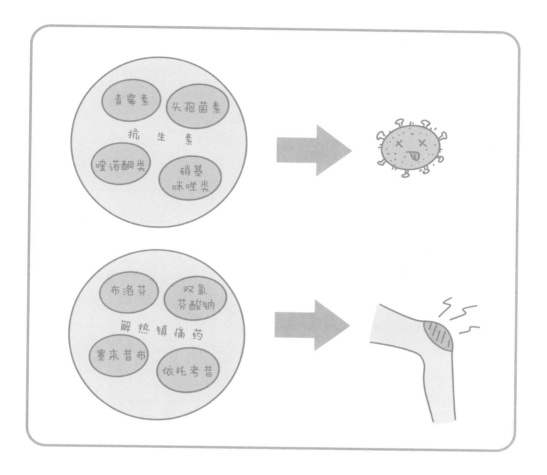

使用解热镇痛药，先了解这些

（1）解热镇痛药不可两种甚至多种叠加使用，叠加使用不仅不会累加效果，还会增加副作用的发生概率。

（2）止痛药物的副作用是可预判、可监测、可控制的，相比用药，多数情况下，疾病和疼痛本身带来的身心伤害更大，因为担心可能出现的副作用，而拒绝合理的用药，是因噎废食。

（3）在使用解热镇痛药之前，要给医生讲明自己有哪些基础疾病，避免一些可以预判的副作用发生。

（4）自行使用止痛药物，可能会掩盖病情的真实情况，影响医生的判断。因此，如果您不知道疼痛的原因，就不要随意服用止痛药，应当先去医院查明病因。

（5）服用止痛药后，如果出现血压升高、胃痛、黑便、血尿、头晕、头痛、四肢乏力、全身肌肉酸痛、失眠、皮疹等情况，要及时询问医生；如果发现症状是药物引起的，就要及时调整用药方案。

 健康寄语

一些人习惯性地把抗生素称为"消炎药"，只要感觉不适，就想吃"消炎药"，对个人来说，这样不仅没用，还伤身体；对整个人类群体来说，滥用抗生素会导致细菌发生耐药变异。

我们在新闻里已经时常能听到"超级细菌"这个词。超级细菌对大多数甚至是全部抗生素都耐受，也就是说一旦感染上这种细菌，就无药可用。

超级细菌的出现就是细菌发生耐药变异的终极结果，如果不停止滥用抗生素，未来留存下来的细菌可能就会对所有的抗生素都耐药，那我们又将回到没有抗生素可用的黑暗时代，到那时，一个手指的小伤口，都有可能要命。

氨基葡萄糖、玻璃酸钠和封闭治疗怎么用

　　口服氨基葡萄糖、关节处注射玻璃酸钠和封闭治疗，都是临床常见的关节疾病治疗方法。如果您也有关节的问题，或许您会知道这三种治疗方式，甚至已经被推荐过。不过，这三种方法，并不是谁都适合使用，我们要先了解它们分别都是什么、有什么作用，再根据自己的情况选择是否要使用它们。

》》 认识氨基葡萄糖

　　您可以把氨基葡萄糖当成是关节软骨的"营养物质"，虽然实际上它并不能为关节软骨提供营养，不过这么说并不会影响我们的理解。这几年，很多有关节问题的患者使用了氨基葡萄糖，但是效果不一，有的人认为对关节疼痛有用，有的人却觉得完全没效果。相关的诊疗指南对氨基葡萄糖的推荐等级也在下降。

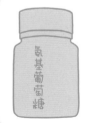

　　由于它的疗效并不确切，因此，只建议早期关节炎的患者尝试性地应用氨基葡萄糖。如果要用，也要先了解下面这几条关于氨基葡萄糖的真相。

　　（1）氨基葡萄糖是一种慢作用药物，也没有止痛的作用，因此并不会有服药后立刻就止痛的效果，连续服用三个月以上才可能观察到对关节的改善效果。

　　（2）氨基葡萄糖的副作用较微弱，不需过度担心。有些人可能对氨基葡萄糖过敏，服用后如果出现胃肠道不适，停用即可。

　　（3）如果您的关节炎已经很严重，膝关节严重变形、活动疼痛剧烈且持久，医生认为您的关节炎已经到中期、晚期，氨基葡萄糖就基本没有效果了。

（4）硫酸氨基葡萄糖、盐酸氨基葡萄糖、硫酸软骨素效果总体类似，三者选一即可。

（5）氨基葡萄糖不是钙片，不能补钙，也不能改善骨质疏松。

》》 说说玻璃酸钠

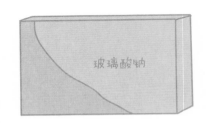

玻璃酸钠可以理解为关节的"润滑油"，此外，它还有一些未被完全证实的效果，如稀释炎症因子、诱导关节内分泌出更多滑液等。

目前为止，玻璃酸钠注射只是一种尝试性治疗，主要用于关节液本身就不足的患者，其疗效也并不确切。玻璃酸钠通常用于关节炎的早期、早中期，对太严重的关节炎，它的效果多不理想。

通常来说，玻璃酸钠注射一个疗程为五针，每周一针。但您可以在打一两针后评估效果，如果关节问题没有改善，就没必要继续打了。这是因为关节腔里是无菌的，任何从外界进入关节腔的操作，都可能把细菌带进去，造成感染。如果没有明显的改善效果，就最好停止注射，避免感染风险。

注射玻璃酸钠和封闭治疗有什么区别？主要的区别是，玻璃酸钠注射和封闭治疗所用的药物不同。有些医生在打第一针玻璃酸钠的时候，会加一些激素药物，这种注射就和封闭治疗没有区别了。

封闭治疗，就是将糖皮质激素加上局麻药物，注射到关节腔等部位，起到局部快速止痛、消除炎症等作用。封闭治疗的止痛效果，是局麻药本身的作用加上糖皮质激素消退炎症带来的。

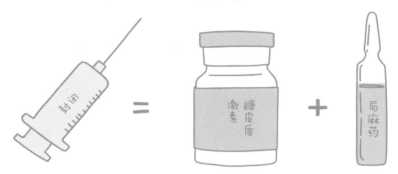

如果患者的关节滑膜炎症特别重，关节积液非常多，口服药物加上休息也不能缓解症状，就可以用封闭治疗来改善症状。虽然封闭治疗也可能导致关节感染，但对症状严重的患者来说，收益是大于风险的。

不建议在同一部位多次使用封闭治疗，一般同一部位在 3 个月内不连续注射，一年内注射最好不超过 3 次，反复注射不仅会增加感染概率，还可能会加快关节结构的退化或损伤。但是因病情需要，进行一两次封闭治疗是不用太担心的。

 健康寄语

医学在发展，治疗方式也有待更多研究。多年之后，也许会有更多、更新的研究成果，使某种现有的治疗方式淘汰，或者让某种目前尚不明确疗效的治疗方式有效地用于更细分的患者群体。但是，在还没有更多证据之前，这些治疗方式暂时只能作为治疗关节炎的辅助方法，谈不上有效，也谈不上有害，这也是医学发展从模糊到清晰的必然过程。

人工关节置换，您需要知道这些

我经常会告诉患者："只要活得久，我们大多数人躲不过人工关节置换。"
导致膝关节寿命长短不同的原因很多，包括天生的解剖结构、软骨质量、体重、年轻时的工作性质和运动方式、膝关节受伤史、有没有风湿免疫系统疾病、有没有糖尿病等，但可能时间才是最重要的因素。现代人的预期寿命可长达 80 年甚至更久，但多数人的关节，尤其是膝关节，无法维持这么久的工作时间，随着全球范围的老龄化持续进展，进行人工关节置换的人数量也一年比一年多。全身植入机械的"赛博朋克"时代，或许会从人工关节置换开始。

如果我们终究要和人工关节相伴，那么不如早点来了解它。相信很多人也对如何进行人工关节置换、人工关节与原生的关节相比有何优缺点十分好奇。这一节，我就来对常见的几个问题进行简单的解答。

关节置换小问答

人工关节的假体能用多少年？

欧美一些研究团队，回顾了以前做过的关节置换的患者，得出结论：有 7 成的假体能用二十多年，有相当比例的假体还用了三十多年。当然，也有只用了一两年、三五年的，其中多数为早期的置换案例，有些是在做完以后发生了感染，还有些是由于置换后该关节周围骨折。到了现在，假体能用多少年主要取决于主刀医生的手术技术、患者本身骨质疏松的程度、手术之后的生活和运动方式、假体的品牌及材质。只要医生技术过关，患者身体素质好，发生骨折、糖尿病、骨质疏松等问题积极治疗，很多人的假体都能用二十年甚至更久。

做了人工关节置换，是不是就不能随意活动了？

不是。换关节的目的，是让患者重返正常生活、享受健康时光。如果换完之后什么事都不敢做，那换关节的意义就大打折扣了。人工关节很耐用，换上后您可以散步，可以上下楼梯，可以跳广场舞，可以打太极拳，还可以旅游。

如果假体坏了，还能再换一次吗？

可以。除了人工关节置换手术外，还有人工关节假体翻修手术，就是把已经损坏的假体取出来，对关节骨面进行修整，再植入新的假体。不过这个手术比第一次换关节复杂得多。因此，我们的原则是：一生尽量只换一次。

进行人工关节置换，患者越年轻越好吗？

并不是。其实年轻人通常不建议置换关节。如果患者还不到55岁，除非关节症状已经非常严重、保守治疗很久了也没效果，否则尽量缓几年再换；如果患者已超过55岁，在有适应证的前提下就可以进行人工关节置换；身体相对比较健康的患者，60~75岁是比较适合置换的年龄，在这个年龄段内，有适应证的患者，置换关节的风险最小、收益最高；如果患者的年龄在70~75岁，身体健康，仅因膝关节问题影响生活，由于置换关节收益减少，只要不是特别严重的问题，就不用立刻换，可以先看关节问题的进展；而如果患者在75岁以上，随着年龄的增加，手术风险也会升高，因此，在这个年龄段、身体还算健康的患者，应尽早置换关节，让晚年生活更加舒适。当然，年龄不是绝对的，每个人身体状况不同，这里只是提供一个大致参考。

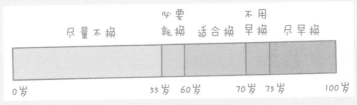

两侧关节都疼，是一起换还是分开换更好？

双侧关节同时置换，可以节省时间、金钱，患者痛苦更少，只需要承受一次麻醉风险，家人照顾也更方便。但同时置换，手术创伤、手术时间、出血量都是翻倍的，并发症发生概率也更高，这些都在考验患者身体的耐受程度，同时，双侧的康复也更困难。分开置换，则优缺点与双侧同时置换相反。具体该怎么选择，取决于患者的经济情况、身体情况和家人是否有充足的时间照料。如果双侧关节分开置换，建议 2 次手术间隔 3 个月以上。一侧康复了，再做另一侧。

健康寄语

给准备做人工关节置换的读者几点建议：

（1）如果您平时有高血压病、糖尿病等基础病，要先让相关的医生帮您控制好，让手术风险最小化。

（2）如果您的身体其他部位有感染，最好先治疗，再做人工关节置换，以免出现关节感染。

（3）如果您打算做人工关节置换，近期就不要自行治疗或保健了，治疗不当反而影响手术。

（4）做关节置换前三个月，不要在膝关节里进行注射治疗。

（5）术后多吃一些鸡蛋、瘦肉、蔬菜，不用特意忌口，加强营养，有助于恢复。

（6）按照医生的指导进行康复，有利于膝关节功能改善。最好提前跟医生学习术后要进行的康复动作。

（7）虽然关节置换手术的技术已经比较成熟，但它对无菌要求很高，建议到正规医院去做。大医院开设有"关节外科"的，可以到专科就诊；没有独立的关节外科的，就去骨科。

创口小、恢复快的关节镜手术

在医学上，大部分时候提到"镜"就意味着微创，比如：腹腔镜、宫腔镜、输尿管镜、胸腔镜等，在骨科领域比较热门的技术有关节镜和椎间孔镜。随着运动医学的发展，关节镜被发明出来，极大地提升了骨关节医学的水平，关节镜最早是用于检查的，就像胃镜、肠镜一样。随着手术工具和技术的发展，检查过程中能进行的操作越来越多，关节镜逐渐就发展成了在检查的同时兼顾治疗的一种手术设备。

很多运动损伤和关节疾患都可以用关节镜来处理，如半月板手术、交叉韧带重建、游离体取出、肩袖修补、盂唇修补等，多数都能取得理想的效果，这也为现代人创造了更好的运动条件。

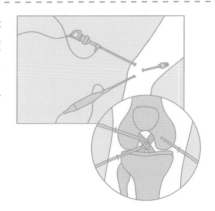

》传统关节手术

在早年，如果有患者半月板撕裂或交叉韧带断裂，医生想要知道内部情况并修复受损的组织，会怎么做呢？

传统的手术方式是这样的：首先，医生需要切开关节囊，然后掀开关节表面的层层组织，将深藏在内部的半月板或韧带显露出来，才能进行手术。这样操作创口较大，会对关节造成较大的损伤，手术本身造成的损伤甚至可能比原始损伤还要大，术后关节疼痛、粘连、感染等症状发生率也较高。

有了关节镜之后，医生只用在膝关节表面的特殊位置打开几个直径0.5~1厘米的小孔，把镜头插进去，通过灌注生理盐水来将关节腔撑开，就能从屏幕上清晰地观察到膝关节内部的结构并进行手术。

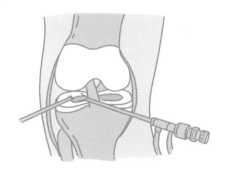
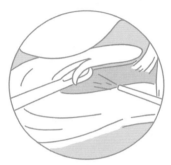

关节镜手术只对关节内部受损的结构进行修补，对膝关节其他的结构几乎无损伤。术后，膝关节上只会留下几个小伤口。

进行半月板手术，采用传统的手术方式，仅里三层外三层地缝合切口就得 20 分钟；采用关节镜半月板成型术，熟练的外科医生只要 5~15 分钟就能完成，患者痛苦更少、恢复更快。

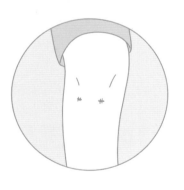

健康寄语

如果是肩袖损伤或交叉韧带断裂等复杂问题，用关节镜来进行手术，优势更大！

不要盲目相信网络诊疗

网络诊疗，是近几年兴起的新事物。我在多个网络平台接诊了上千名患者的问诊之后，发现了一个严峻的问题：隔着互联网，我解决不了患者的实际问题。

有些问题和疾病确实是适合通过网络来解决的。"我适不适合打 HPV 疫苗""我的尿酸指标到 620 了，如何合理降尿酸"这类可以给出较为准确答复的问题，是可以通过网络连线来获得答复的；一些确诊过且病情稳定的慢性病患者，通过家庭自测指标加上网络远程随诊，也可以有效控制病情。

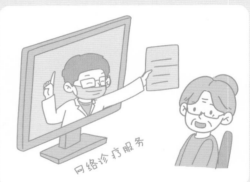

网络诊疗服务

但是，多数疾病，都是不适合网络问诊的。从运动损伤和关节疾病方面来看，至少在现阶段，网络问诊无法完全代替面对面的问诊、查体和检查。

≫ 1 分钟先了解

在骨科门诊，医生要帮助患者确诊疾病，就要经历以下这四个步骤。

▶ **1. 问诊**

口头询问，与患者沟通病情，了解患者的具体症状、症状持续时间、损伤原因等。

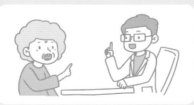

▶ 2. 查体

医生用手去触摸、检查患者的肢体并感受其反馈，比如：疼痛部位所在的具体区域、深度，痛处是清晰的点还是模糊的面，什么姿势会诱发症状，做某个动作时肢体的力量强弱，关节活动的角度，关节是否有弹响和卡壳，患者整体的步态和姿势等。

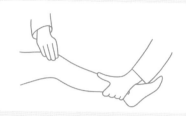

▶ 3. 检查

根据前两步获取的信息，医生会开具相关的检查，包括但不限于影像检查（X 线片、CT、核磁共振等）或化验检查（血液、尿液、关节液等）。

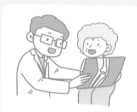

▶ 4. 判断

得到检查结果后，医生会将所有的信息都综合在一起，作出诊断或者进行进一步排查。最终，医生会根据判断，给出具体的诊疗建议或方案。

这四步是一个遵循科学原则的综合诊断完整过程。

≫ 网络诊疗，会有哪些问题？

想要在网络诊疗的过程中重现现实中所有的诊疗步骤，是不可能的，几乎每一步都会出现问题。

▶ 1. 问诊

有些人认为，在网络上问诊只是把原本面对面的说话改成了文字或语音，区别并不大。实际上，沟通除了显性的话语，还有表情、语气、肢体动作等非言语信息，缺失了这些非言语信息的网络问诊，不仅交流效率非常低，患者所说的和医生理解的内容还可能存在偏差。

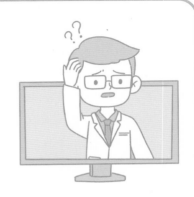

比如，患者可能会把左右、内外说反，或是在描述感受时使用"这里""有点儿"等模糊的表达，在现场时医生可以通过患者的神情和肢体语言来判断，在网络问诊中就无能为力了。此外，如果患者本身有语言障碍，或是受到地域、文化的影响，无法很好地表达，医生也不能像在面诊交流过程中那样通过适时引导和打断来保证沟通顺畅。

▶ **2. 查体**

在网络问诊中，医生无法查体。对于骨科诊断，尤其是运动损伤诊断来说，查体是重中之重。患者说一百句，都不如医生亲手触摸感受一下来得准确。

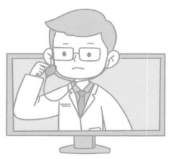

▶ **3. 检查。**

在网络诊疗过程中，患者可以把已有的检查结果拍照上传。化验单和 X 线片通常是可以看清的，但 CT 和核磁共振的图像都是豆腐块大小的图片，如果照片质量差一些，医生就只能连蒙带猜了。有时医生对某种损伤的判断，会精确到毫米级，用于诊断的基础都不明确，就无法给出精确的诊断，后续的治疗效果可能更是天差地别，这也是医生不愿意看到的。

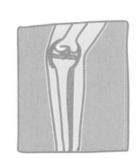

如果您因故无法前往医院就诊，或是想尝试网络问诊这种新方法，那么，先弄清以下几件事，能让您在诊疗过程中少走一些弯路。

▶ 1. 疾病的初诊，不适合网络解决

如前所述，多数疾病的确诊需要经过问诊、查体、检查检验等必要步骤，网络问诊无法确保医生能获得足以诊断的信息。除非是轻微、简单、无需查体即能判断的症状，且患者能提供足够清晰的检查单，才可能给出相对准确的判断。对无法准确掌握病情严重程度的普通人来说，初诊最好还是在线下进行。

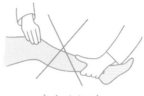

疾病的初诊

▶ 2. 疑难杂症，更不适合网上就医

有些患者的病情比较复杂，有时看过很多医生也无法得到明确的诊断，就想在网上远程找大医院的专家，得到明确的答复。但是，专家做出判断要依赖于足够多、足够准确的信息，医生治病就像警察调查案件，即使能力再强，也必须实地考察、取证，才能推断出整件事的来龙去脉。如果病情比较复杂，网上就医更容易误诊，即使专家看到了您的情况，隔着网络也无法发挥其专业水准。患者网络就诊，往往是为了避免舟车劳顿、辗转折腾，可看不好病，找到专家也白费，可谓是"拣了芝麻丢了西瓜"。

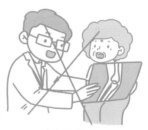

疑难杂症

▶ 3. 网络问诊，一定要描述清楚病情

这一点并非网络问诊特有的要求，只是在现实中，偶尔有说不清的情况，医生可以引导，但网络问诊，更需要您清晰、准确地用文字写出自己的情况，最好能用1、2、3……这种要点的形式，列出与当下问题相关的条目，如性

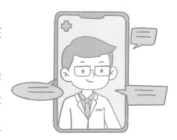

别、年龄、主要症状、发生症状的部位、症状开始时间、症状持续时长、症状发作频率、诱发因素、伴发的其他状况、是否用过药物、所用药物名称、药效如何、是否做过检查、检查结果，等等。除此之外，还要说明是否得过其他疾病、是否有慢性病。

提醒

一句"医生，我腿疼"，并不能说明您的病情。腿的长度可达 1 米，疼的是哪段？

更不要急急忙忙地只打出一行字："孩子流鼻涕了，怎么办？"没有任何帮助判断病情的信息，医生就只能回复："拿纸擦擦。"

▶ 4. 上传检查结果要完整

首先，上传 X 线、CT、核磁共振等检查结果时，不仅要上传检查报告，还要上传完整的图像，即常说的"片子"。报告是医生根据图像来进行诊断和撰写的，并不一定准确，只能作为参考，只有看到了片子，医生才能更准确地判断病情。

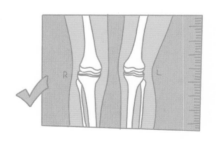

其次，给检查结果拍照也需要注意：不要将性别、年龄等基本信息截去或打马赛克，这些都是判断病情的依据，如果您想保护隐私，只要将姓名、医院名遮盖住就行；拍照前，要将片子放正，片子上的字母、汉字或数字是正的，片子就是正的；X 线片、核磁共振图像等半透明的片子，为了让医生看得更清楚，背景一定要是白色的。

▶ **5. 普适性的问题更适合网络问诊**

普适性的问题是指，无论患者是谁、情况如何，答案都差不多的问题，这类问题更适合网络问诊。比如，您可以这样问："我 50 岁了，体检查出有骨质疏松，需不需要补钙？""我的宝宝 2 岁了，需要接种什么疫苗？"

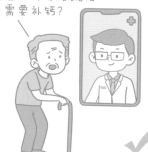

已确诊的慢性病患者，也可以通过网络来进行日常诊疗、复查和方案调整。

6. 网络很强大，不必局限于问诊

网络最大的作用是搜寻信息和初步沟通。比如，需要挂某个专家的号，但很难现场挂到号，就可以先尝试通过网络问诊和专家建立初步联系，然后询问能否加号。此外，您也可以通过网络来查询医院、专家等信息，或是寻找病友群。不过，网络上的信息虽多，却也真假难辨，搜寻信息时一定要多加注意，谨防上当受骗。

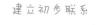

建立初步联系

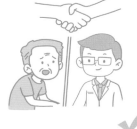

健康寄语

虽然网络诊疗在现阶段还不能完全替代当面诊疗，但作为一种新的医患沟通方式，它体现着时代和技术的进步，也有自己独特的优势，合理利用，定能更好地服务于诊疗过程。

在未来，随着 VR（虚拟现实）等新技术的诞生和广泛运用，远程诊疗手段也会日趋完善，说不定哪天，医生就能在虚拟世界里伸出手，摸摸患者的膝关节呢！

您应该知道的 30 条关节小知识

(1) 年轻人健身时，不要只关注肩部内收内旋肌肉的练习，还要加强外旋肌群的锻炼。

(2) 中老年人平时锻炼，不要做太多的过肩运动，尤其是比较剧烈的过肩运动。

(3) 小手指总是麻木，可能和肘关节处的尺神经受压有关。想要完全恢复，就要及时到医院治疗。

(4) 长期运动、训练者，如果摔倒后手撑地，导致旋转手腕时发出响声或手腕处疼痛，却并未骨折，就要警惕三角纤维软骨复合体损伤（TFCC）了。

(5) 如果有单根手指肿得像腊肠，且身体上出现牛皮癣（银屑病），就要考虑是否患了银屑病关节炎。

(6) 髋关节置换成功后，几乎不会影响生活功能，外人也很难发现您的关节曾被换过。

(7) 腹股沟拉伤比较痛苦，且较难治愈，因此，运动前要针对腹股沟进行拉伸。

(8) 髌骨软化症是一个非常复杂的问题，如果您确诊了髌骨软化症，建议找专业运动康复师，进行一对一的评估和指导康复锻炼。

髌骨软化

(9) 大体重的人想通过运动减肥，应该循序渐进，否则体重没降下来，膝关节就受不了了。

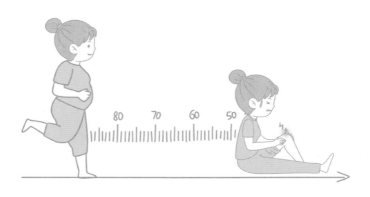

（10）定期跑步的人，不仅要关注耐力和运动量，还应该注重跑姿和跑鞋，更要重视大腿前后、小腿、臀部和核心肌群的锻炼。肌肉功能跟不上运动量，跑步就会给膝关节造成沉重的负担。

（11）如果膝关节和髋关节受损，游泳时就要避免蛙泳；如果肩关节不好，就不要进行自由泳和仰泳了。

（12）定期在操场跑步的人，不要每天都沿着一个方向跑圈，应该顺时针和逆时针交替，否则容易出现长短腿。

（13）脚趾出现蹞外翻，无法通过康复和矫形器实现长久矫正，应该到正规医院咨询是否需要手术治疗。

（14）痛风反复发作的人群，应用降尿酸药物的控制目标应该是 360μmol/L，而不是化验单上正常值上限的 420μmol/L。

（15）吸烟不利于关节健康，尤其不利于有炎症的关节。

（16）日常进行增加大腿和臀部的肌肉训练，对膝关节有好处。

（17）靠墙静蹲并不适合所有人：如果没有膝关节问题，常做靠墙静蹲可以加强大腿前方的股四头肌；如果已经出现膝前痛，这个动作可能会让膝关节更疼。静蹲时，没必要蹲得太低，要量力而行。

（18）经常做跪地动作，不利于膝关节健康。

（19）对膝关节来说，每天按摩并没有什么益处。

（20）去医院看关节问题，可以先挂骨科；如果大医院有独立的关节外科或运动医学科，可以挂这两个科。通常，关节外科主要针对关节炎、股骨头坏死等需要做人工关节置换的疾病，而运动医学科主要针对运动损伤导致的肌腱、韧带、半月板、软骨等软组织损伤。

（21）天生就是盘状半月板的人群，容易发生半月板损伤，不适宜做剧烈的对抗运动。但是，在没有发生半月板撕裂之前，不需要做手术预防。

（22）反复发生髌骨脱位者，要尽早就医，看能否通过手术来调整改良髌股关节的状态。肩关节反复脱位者也是如此。

(23) 不要指望有什么秘方能根治骨关节炎；不要指望有什么秘方能根治类风湿关节炎；不要指望有什么秘方能根治强直性脊柱炎；不要指望有什么秘方能根治股骨头坏死。

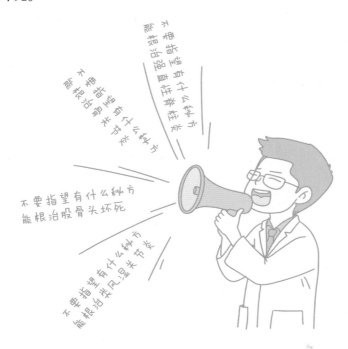

(24) 一个关节骨折了，要及早活动邻近的关节，否则邻近关节也可能变得僵硬。

(25) 未成年人尤其是儿童经常关节疼，家长应当提高警惕，最好带孩子去医院检查以排除骨肿瘤。

(26) 类风湿关节炎容易引发贫血和骨质疏松，应该重视并及早治疗。

(27) "老寒腿"不是冻出来的，但是已经有"老寒腿"的人，不保暖确实可能让症状加重。

(28) 护膝不能戴太长时间，尤其是运动护膝，不运动的时候不用戴。

(29) 经常掰响手指，不会提高得关节炎的风险。

(30) 通常，女性在 40 岁后，男性在 55 岁之后，膝关节就会开始老化。

特别篇

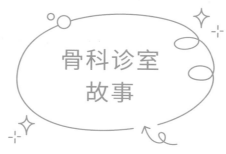

骨科诊室
故事

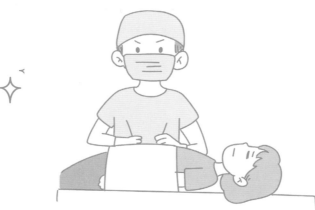

肩痛的患者，一定要先明确诊断

常见的肩痛，绝大多数是"肩周炎"，也就是冻结肩、肩袖损伤、二头肌长头腱炎、肩峰撞击症、肩锁关节炎等一系列疾病的总和，而这些疾病的诊断相对简单，有时候凭借经验加上查体，就能初步判断。

因此，有一段时间，我挺"盲目"自信的：门诊来了肩痛患者，我还是按流程走，但如果是熟人介绍的患者，有时候我觉得应该就是"肩周炎"，出于为他们省钱的考虑，就会教他们一些康复动作和嘱咐一些注意事项，让他们回去。

大部分时候，患者确实省事了，我也很自豪，却没想到这种"自信"为自己和患者都埋下了隐患。

案例 1

有一个 65 岁的肩痛患者，是我妈战友的亲戚。当时我的判断是，她就是得了"肩周炎"。因为无论从症状还是查体来看，都非常符合，而且很"典型"：肩部疼痛，各个方向都抬不起来，晚上睡觉也疼，这让我怀疑她的肩袖可能有损伤，并且粘连得很厉害。再加上患者年龄大，还有糖尿病，简直就是"肩周炎"患者的标准形象，这个诊断在当时看来可以说是板上钉钉的。

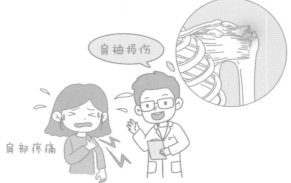

于是我跟她说，应该是肩周炎，疼得厉害就吃些止痛药，过几个月肩膀活动好一些了再来复查。结果，患者回去半个月后，疼得更厉害了，又回来找我。我给她查了个核磁共振，结果一出来，吓坏了——片子显示肩部骨转移癌，出现骨转移癌至少意味着原发肿瘤到了晚期，这种情况要早发现、早治疗。我暗自为自己和这个患者抹了把汗，幸好只是迟了半个月，还来得及治疗。

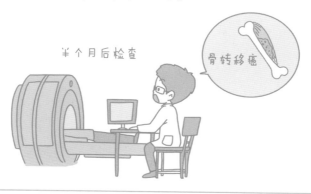

半个月后检查

骨转移癌

有时候医生确实不能盲目自信，过分追求给患者省钱省事，容易"好心办坏事"。虽然骨转移癌的发生率远低于肩周炎，但谁都不知道究竟会轮到哪个患者，毕竟二者症状凭肉眼难以区分。因此，也请读者朋友们对医生开检查多一分理解，也许您查出来没事，感觉"白花钱了"，但是，因为没有检查而漏诊、误诊、贻误病情的患者也有很多。医生的每一个决策，背后都有着血泪的教训！

案例 2

这是一个门诊患者，中年男性，50多岁，来的时候满头是汗，说自己左肩一阵一阵地疼，在社区医院看过，说是肩周炎，但疼得太厉害了，因此想来大医院确认下。我按照流程给他开具了做核磁共振的医嘱，让患者去预约检查。患者回来说核磁共振要预约到三天后，自己现在就疼得厉害，希望我能先帮他缓解疼痛。在交流过程中，我发现了一个比较奇怪的现象：患者的肩膀疼痛出现得很突然，似乎和关节活动没多大关系，也没有明显的关节间隙压痛，疼痛位置又是左侧。左侧胸腔，是心脏所在的位置。

我留了个心眼，拨通了心内科陈医生的电话，简单描述后，给患者转到心内科排查。过了大约40分钟，我看到了心电图结果，是心肌梗死！又过了一会儿，我接到陈医生电话，说患者病情加重了，已经准备放冠脉支架。

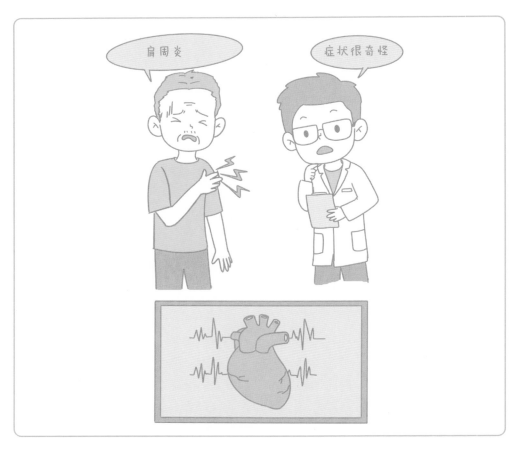

　　医学非常复杂，相同的症状背后可能是不同的原因，因为肩周疾病发生疼痛确实是最常见的，但偶尔也会隐匿一些其他情况，心肌梗死就是比较严重的一种。在这件事过去后，我仍心有余悸，如果当时患者预约完核磁共振就直接回家了，那我可就罪过深重了！好在这个患者经过及时抢救，转危为安，后来他的家属还专门给我送来了锦旗，说多亏我及时辨别出是心脏的毛病，否则不知道后面会发生什么。我接过锦旗时，别提有多尴尬了……

案例 3

　　这名患者是一例外院误诊的肩痛患者，女性，50 岁左右，经熟人介绍，来找我看病。

这位患者是哭着来的，说自己肩痛得受不了，一阵一阵的。那时我已经下班了，晚上还约了朋友吃饭谈事情，因此稍有些急躁。在询问病情并查体后，我觉得当下无法判断到底是不是肩膀的问题，就想先给她开个核磁共振，用些止痛药压一压症状，等检查结果出来了再说。但在我开检查单时，患者突然号啕大哭，说："又来了，又来了！"

我觉得很奇怪，她并没有活动肩关节，不应该这么突然地剧烈疼痛啊！如果是其他急症，那可能就是性命攸关的事了。于是，我只能给朋友打电话说我需要迟到 1 小时左右。

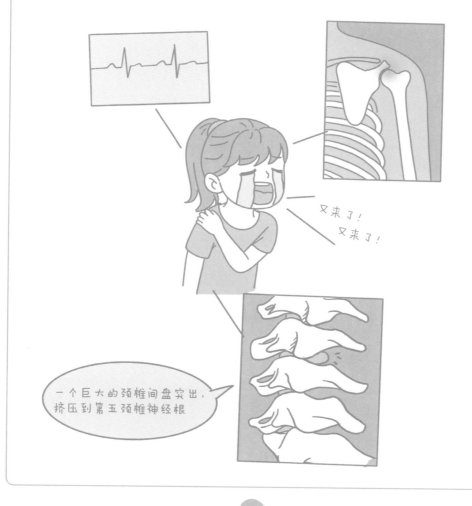

挂了电话，我先带着这位患者去做了个急诊心电图，没发现问题；又让她拍了个肩关节 X 线片，也没看到肿瘤的迹象；最后，我带着她去了 CT 室，好排查是否有颈椎病。

　　我们在 CT 室门口等了一个多小时，等结果出来一看，一个巨大的颈椎间盘突出，挤压到第五颈椎神经根，这一神经的支配区域正好是肩膀，并且以外侧三角肌范围为主。最后，我带着她找到脊柱外科的值班医生，最终认为应该是颈椎病急性发作导致的肩痛。还好，不是什么要命的问题。

　　把患者交到脊柱外科医生手里那会，已经快九点了，跟朋友的约饭时间也早就过了，估计别人都快散场了，但我心里觉得挺踏实的。

 健康寄语

　　有时，面对常见病情，医生也两难：查吧，怕患者觉得自己过度检查；不查吧，万一遗漏，患者遭殃，自己也跟着受牵连。行医如履薄冰，是因为人命关天，但人难免有疏漏，有时也需患者体谅和理解。

老年体弱者，手术风险要多加考虑

这是我亲身经历的一件事。

　　五年前的一个晚上，下班后我在外面吃饭，同院工作的刘医生给我打电话，说她的奶奶摔倒了，出现股骨颈骨折。简单问了老人的基本情况后，我感觉挺棘手：老年女性，83岁，身体瘦弱，大约半年前发生过脑梗死。对骨科医生来说，这些都是非常危险的信号，提示这是一个手术高危病例。

　　同为医务人员，我在电话里给她详述了手术和不手术的优势、风险和可能的结局。刘医生没有丝毫犹豫，说尽量选择手术，晚上就来办理住院手续。经过三天的检查、筹备之后，我和老人的几位家属坐在办公室，进行手术前的最后沟通和决策。

　　对一个83岁的、身体瘦弱的、有显著错位的股骨颈骨折患者来说，进行人工股骨头置换是高风险也高回报的一种选择：如果患者的身体承受不住手术，就可能会有生命危险；如果挺过了手术及术后的一系列并发情况，患者就能坐起、下地，还能保有一定的自理能力。如果不做手术，患者的未来可能就是长期卧床、失去自理能力、家人轮番照顾。

　　除了高龄外，老人还有一个关键的危险因素，就是刚发生过脑梗死不久。这让我们格外担心她能否顺利度过手术难关。

　　做决定的过程异常艰难，经过近1小时的解释病情、推演结局和权衡利弊，老人的家属最终达成统一意见：进行人工股骨头置换。

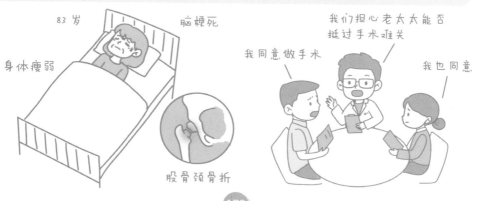

老年人髋部骨折，对于每个家庭来说都是重大紧急事件，作为医生，必须给患者的所有家属交代清楚可能出现的各种情况。

第二天，在全麻麻醉下，手术顺利结束，用时不到 40 分钟。

术后的前三天，老人和家属的心情都很好。刘医生每天下班都来看望奶奶，还给我送了水果。

我们都以为胜利了，直到第四天。

中午，我路过老人的病床，进去看了一下。老人在吃饭，看起来精神很好，还对我笑。下午，我突然接到护士站电话，说"46 床突然双眼凝视，呼之不应"。我赶忙往病床跑去，经验和直觉告诉我：坏了，新的脑梗死发作了！

抢救、联系神经内科急会诊、预约 ICU 床位……来不及多想，一下午都在紧急的抢救中度过。整套程序下来，医护人员都累得气喘吁吁。

神经内科医生在会诊后，认为患者很可能发生大面积脑梗死，需要立即转入神经内科 ICU 病房。我正在给神经内科医生交接患者各项检查和病情时，刘医生赶来了，来不及解释，也不需要解释，我们都参与了抢救和转运。

当天晚上，我给神经内科 ICU 打了六七个电话，得到的消息均不理想。那两天，不管是吃饭、睡觉，还是走路、开车，我脑子里想的都是这件事，复盘着在整个过程中哪些地方没做好。

两天后，老人确诊大面积脑梗死，无力回天。家属把老人接回了家。结局，我心里已知。

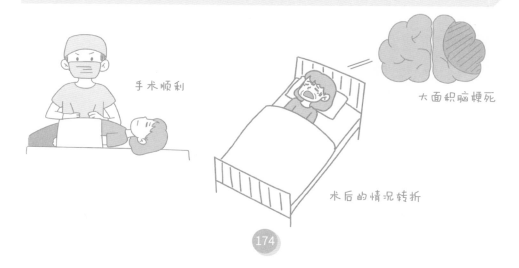

手术顺利

大面积脑梗死

术后的情况转折

这是我工作以来，经手的第一个因术后并发症死亡的病例。

我想打电话给刘医生，解释手术过程是多么顺利，解释术后的处理没有不妥当，解释这种脑梗死的发作实在难以预防，解释我有多难过……但是我始终没有拨通电话，因为我不敢去面对她。

刘医生不仅是我的同事，还是我的高中同学。读书时，她坐在我前座的前座，虽然当年不是特别熟，但后来同为一个医院的同事，工作中经常打交道，彼此的同学情不可谓不深厚。她的父母经常因为关节问题来找我看病，她的爱人也是我们医院的同事，和我关系很好……

我无数次地想：她应该恨死我了，说不定在后悔和我是同学，如果不是同学，她也不会把奶奶交给我。

为什么做骨科手术会出现脑梗死的问题？首先，手术是一种有创操作，它会激活患者全身的凝血系统，让身体处于高凝状态，虽然术后会按常规应用抗凝药物，但无法完全消除脑梗死风险；其次，高龄患者脑血管条件普遍较差，这位老人半年前发作过脑梗死，脑血管基础较差，术后身体的应激反应、高凝状态，以及术后卧床导致的活动量减少，都大大增加了再发脑梗死的风险。

后来，一次在医院里遇到刘医生的爱人，我们聊起这件事，对方说："这个谁也没办法，在手术前我们就有了心理准备，也猜到至少有一半的可能挺不过来。只不过没想到术后几天都好好的，突然就出状况了，脑梗死，防不了！都理解。"

我苦笑着，心里又有些欣慰：幸亏都是学医的，否则有些事情真的无法解释。

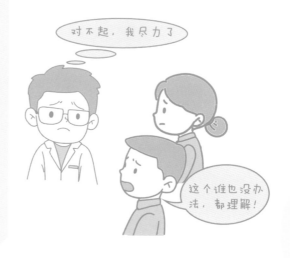

直到多年后的今天，我都没有和刘医生谈过她奶奶的事情，那句"对不起，我尽力了"也一直没说出口……

 健康寄语

即使是做局部的手术，也要考虑整体的风险。如果患者曾发生过冠心病、心肌梗死、脑梗死、深静脉血栓等疾病，就会存在较高的手术风险，术前医生要求做心脏冠脉检查、头颅核磁共振、下肢血管彩超等检查，不仅属于诊疗常规，也是为了及时发现新发的、现存的高危因素。想要尽可能降低术后出现并发症的风险，即使术前检查都正常，术后也要让患者多饮水、遵医嘱应用抗凝药物，并尽可能多在床上进行下肢活动，如踝泵运动。

手术就是战争，处处暗藏风险。谁都想避免悲剧发生，但是出现万一时，也希望大家能够理解医生的无奈。在生死的战场上，从来没有常胜将军。

不愿五年大胯骨折三次，就要提前做好预防

下面这个故事是真实的病例，有老年人的家庭，看后应该都能够从中获益。

这个患者第一次来门诊时，是坐着轮椅来的，给我留下了深刻印象。

患者是老年女性，身材特别瘦小，看起来也比较苍老，实际上只有66岁。当时她腰椎压缩性骨折，据说是上厕所从马桶上站起来时没站稳又坐了回去，然后就开始腰痛。

我让患者做了骨密度检查，结果显示T值只有−3.7，这也就意味着，她是骨质疏松性骨折。

我立刻给她安排了住院，并请脊柱外科的医生给她做了椎体成型术。这是一种用于骨质疏松导致脊柱压缩骨折的微创手术，在手术过程中，医生往骨折的椎体里灌入骨水泥，提高骨骼强度，让椎体稳定。术后，我给她注射了抗骨质疏松药物，唑来磷酸，并在她出院时叮嘱她每年都要注射一次，连续注射三年。

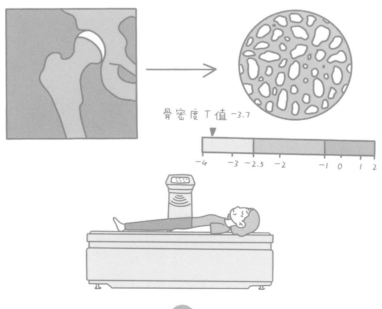

骨密度T值−3.7

骨质疏松被称为"沉默的流行病"，它貌不惊人，却影响着上亿的中老年人，是导致中老年人骨折的罪魁祸首之一。骨质疏松性骨折，也叫脆性骨折。老年人在受到轻微外力后，原地摔倒，甚至没摔倒，就骨折了，这就是骨质疏松性骨折。如果骨密度检查报告中的 T 值小于 −2.5，就提示您是骨质疏松了。

我和这位患者再见面，是五年后。那是一个下雪天，我在值夜班。急诊科医生给我打电话，说来了个髋关节骨折的老太太，让我去会诊。我当时有些生气，因为我是关节外科的，髋关节骨折应该找创伤骨科会诊，怎么来找我？我委婉地表达了上述意思，结果急诊科医生说："患者点名要找您。"

我是丈二和尚——摸不着头脑，赶到急诊室，看到了五年前接诊的这位患者。彼时她正蜷缩着瘦小的身躯躺在推床上呻吟。检查之后，我发现她这次是股骨颈骨折，如果不做手术，以后可能就无法走路了，更别提自理了。于是，我又将她收入院准备手术。

在患者住院期间，我问她的女儿："我让她每年来打针，怎么一直都没来过？"

患者女儿说，老太太上次做完手术腰就不疼了，觉得没必要每年再花三千多打针，就不愿意来了。她还告诉我，在这次之前患者也摔倒过一次，手腕骨折了，就在家门口的小医院打了个石膏，也没上心。

我们给这位患者做了人工股骨头置换手术，然后给她再次制定了为期三年的抗骨质疏松治疗计划。

我问患者："以后还听不听我的话？会不会每天补钙、晒太阳，每年来不来打针？"

她使劲点头。

随着年龄的增长，老年人视力下降、反应变慢、肌肉萎缩，摔倒风险也随之增加，也很难完全避免。摔倒难以预测，骨质疏松却是可以预防的，没有骨质疏松的老人和骨质疏松严重的老年人，同样是摔倒，结局可能完全不同。

想预防骨质疏松，就要重视九件事：①科学补钙；②补充维生素 D 或晒太阳；

③适量运动；④戒烟戒酒；⑤低盐饮食；⑥做骨密度检查；⑦必要时应用抗骨质疏松药物；⑧关注可能导致骨质疏松的疾病和药物；⑨了解并预防肌少症。

①科学补钙

②补充维生素D或晒太阳

③适量运动

④戒烟戒酒

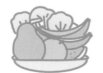

⑤低盐饮食

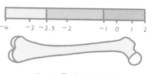

⑥做骨密度检查

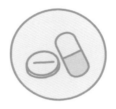

⑦必要时应用抗骨质疏松药物

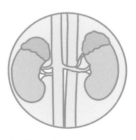

⑧关注可能导致骨质疏松的疾病和药物

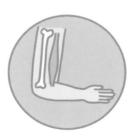

⑨了解并预防肌少症

健康寄语

　　股骨颈骨折曾经被称为"人生最后一次骨折"，是因为老年患者的预期寿命都不长。70岁以上髋部骨折的老年人，有四分之一寿命不超过1年。现在有了人工关节置换，股骨颈骨折已经不再无可挽回，但患者仍然要花钱，要受罪，更何况手术也有风险。所以，骨质疏松要趁早预防、积极治疗，从源头上降低股骨颈骨折的可能。未雨绸缪总比临阵磨枪好得多！

● 交叉韧带断了，下半辈子还能运动吗

前些日子，我到一家饭店用餐，遇到了一位我曾经医治过的患者。

他在一所中学教英语，大概是在5年前，参加足球比赛时，膝关节突然发软，倒地不起，后来在我的门诊确诊为"前交叉韧带断裂"，实施了韧带重建手术。

我问："手术过去好几年了吧，膝关节恢复得怎么样？"

患者说："是啊，五年多了，现在关节已经没什么不舒服的感觉了。我当时还一度纠结要不要做手术，并不是心疼钱，而是怕手术后的各种并发症，但现在回头看，觉得幸好还是做了手术。"

如果患者还年轻，前交叉韧带断裂后的治疗方案还是比较明确的，对运动需求越高、越年轻的患者，越应该尽早进行韧带重建。年龄偏大的、膝关节已经患有一定程度关节炎或者对运动要求很低的人，可以尝试保守治疗。

患者说："我当时做完手术，发现比想象中恢复得要顺利一些。"

我说："我可没觉得！手术之后好几个月，您都还经常来门诊，缠着我问膝关节的问题。"

患者说："哈哈，我那时比较焦虑，刚做完手术总觉得恢复得不理想，一下地走，膝关节就有点肿、有点痛。所以，一到医院，就总想找您确认关节没出问题。"

我回答他："其实，出现这些症状很正常，也不是永久性的，但很多人会因此减少运动，甚至改变生活习惯。"

有些前叉断裂的患者做完手术后，始终都无法重返运动场。原因有很多：有的确实是没有完全恢复；有的是受伤时合并伤如软骨损伤、半月板撕裂等太严重；有的是心理因素加上韧带附近的感受器敏感，导致患者始终觉得膝关节有点别扭；有的是在做完重建之后，韧带又因为其他原因逐渐变松，让运动能力打了折扣。

患者："我一开始也以为自己下半辈子都没法运动了。那时您告诉我有不适很正常，好好练习大腿和臀部的肌肉就能恢复，我还以为您在搪塞我，还有些半信半疑。回家后我先按照您教的办法锻炼大腿的前后方和臀部肌肉，后来又遵照建议，去了康复科，做了更精细的运动康复，没想到真的有用，现在我已经完全感觉不到自己做过手术了。"

我："是的，不少患者都以为锻炼肌肉和关节韧带受伤无关，但只要尝试锻炼，就会发现加强肌肉对关节功能恢复很有帮助。"

刚做完手术，一下地走，膝关节就感觉不适，其实是正常现象，只要好好练习一下大腿和臀部的肌肉就能改善。很多患者希望术后立刻恢复关节功能。但是，从受伤到手术，再到术后的休养、康复，往往需要好几个月，这么长时间，肌肉一定会萎缩，也就无法发挥传递力量、稳定关节的功能，有针对性地进行锻炼，恢复肌肉力量，才能更快地恢复运动能力。

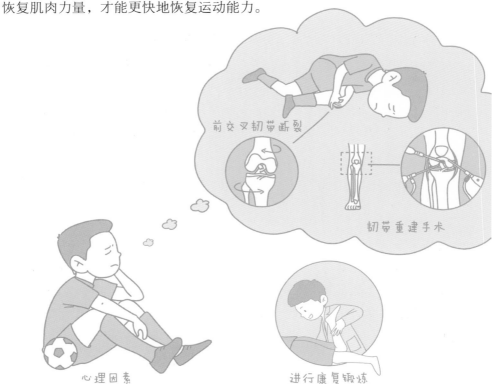

前交叉韧带断裂

韧带重建手术

心理因素

进行康复锻炼

夫妻双双置换关节，竟是因为爱爬山

我有一对老邻居，两人都姓张，自我搬家之后就没有再联系过。再次联系上，是因为老两口都要换膝关节。

看到他俩时，我有点纳闷，夫妻两人的步调也太一致了，同姓不说，连关节都一起受伤。

经过一番询问，我才知道老两口有一个共同的"好习惯"。

大约在十年前，老张在一次体检中查出脂肪肝和颈动脉斑块，医生建议他必须开始运动，减掉肚腩，否则以后可能发生脑梗死。老张吓坏了，立刻着手开始减肥，他选择的方法就是爬山，后来，张太太也加入了行列，两人一起，一边聊天一边爬山锻炼，挺幸福。

经过五六年的坚持，老张虽然没有瘦太多，但脂肪肝从重度变成了轻度，血脂指标也好转了很多，他自己更是回忆说："那几年，感觉全身有使不完的劲，人都年轻了十岁！"老两口爬山甚至有些上瘾，从每天一趟，变成了每天早晚各一趟，周末还会和几个朋友组团再加一趟。

大约从三年前开始，张太太开始感觉膝关节疼，有时候爬一趟山，一直疼到第二天都没完全恢复。老张自己也觉得膝关节内侧总是隐隐作痛，有时如果身体状态差一点，关节看起来还有些肿胀。不过，这些都没能阻挡他们锻炼的步伐，他们依然保持着每天最少一趟的爬山频率。

在某一次下山过程中，张太太的膝关节突然支撑不住，扭伤了，又肿又痛，这一痛，竟然持续了四个月，吃药也不见好转，只能去医院。医生开了X线检查，结果出来，发现张太太的膝关节退变严重，长满了骨刺。临出诊室，医生还叮嘱张太太："以后少爬山！"

张太太不爬山了，老张却没有吸取教训，依旧每天锻炼。结果，自去年开始，老张感到膝关节内侧的疼痛感越来越强烈，像针扎一样，对着镜子看，似乎都有点"O形腿"了。更让他感到困扰的是，每次上厕所，蹲下后再起身都很费劲，关节疼得他满头冒汗。

后来，老两口想起我是看关节病的，就专门来找我。

我看了他俩的 X 线片之后，发现两人的膝关节都是重度骨关节炎，生活质量会明显受影响，除了膝关节置换，没有很好的治疗方法。

老张很疑惑，他说自己爬山十年，肚子小了一圈，高血脂、脂肪肝的问题都因此改善，他问我："爬山难道不是好习惯吗？"

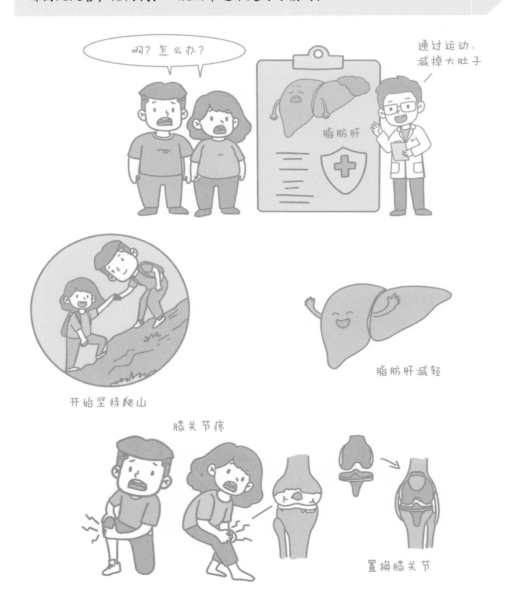

开始坚持爬山

脂肪肝减轻

膝关节疼

置换膝关节

爬山确实对心、肺、血管的健康有好处，但是过度的爬山、上下楼梯、蹲起等动作，对膝关节并不友好。正常情况下，我们的双侧膝关节负担着我们1人份的体重，但是当它做走路、跑步、下蹲、上下楼、爬山等动作时，这个负担会因为杠杆的作用变成好几倍。这种超重负荷施加到膝关节上，日复一日，年复一年，结局可想而知。

后来，我们给老张两口子安排了同一天的膝关节置换手术。

手术麻醉前最后一刻，老张问我："换完关节，我还能爬山不？"

我开了个玩笑："行，没问题，换完接着爬，欢迎赶在我退休前再来翻修一次。"

老张会意地笑了起来，然后睡着了。

由于肌肉基础不错，两个人术后都康复得很快。虽然他们现在已经不再爬山了，但是我听说，他们上个月又去海南旅游了。

随着年龄的增加和膝关节的衰老，爬山这项锻炼，会额外增加膝关节的负担，可能加重关节炎的进展。此外，下山的时候肌肉已经比较疲劳，而下坡路却需要更好地控制下肢肌肉，这使得下山时膝关节更容易扭伤。因此，本身膝关节不太好的人或是中老年人，想要运动可以选择走路、慢跑、游泳、乒乓球、广场舞等相对不伤膝的项目，量力而行。健康生活的方式有很多种，不必非得和爬山"死磕"。

两位舞者的膝痛困扰

舞蹈是深受大众喜爱的一种运动艺术形式，很多女性更是把舞蹈当成了生命的一部分。在运动过程中，受伤是难免的，跳舞也不例外。几年前有两位舞者前来骨科门诊就诊，她们的困扰，非常具有代表性。

第一位，是个准备考艺术特长生的青少年，我称呼她为小王同学。小王同学肢体修长，柔韧性极好，弯腰时手背都可以轻松碰到地面。谁见了都会说："这孩子真是跳舞的好苗子！"但是小王同学才十几岁，却已经被膝盖疼困扰了将近3年。她的妈妈带孩子来时向我表达了不解：女儿才十几岁，怎么会有老年人常见的困扰？该不会是什么罕见病吧？

我告诉她："其实您女儿的症状并不奇怪，也不罕见。"

我们常说的"柔韧性极好""跳舞的好苗子"这类人，往往有一个特征，叫作"多发韧带松弛"，这不算是一种疾病，而是一种全身韧带的状态。多发韧带松弛在人群中并不少见，只是很多人一辈子也不会知道自己的韧带是这种特殊的状态。韧带的主要作用就是维持关节的稳定，因而多发韧带松弛的人，关节的稳定性较差，也比一般人更易出现关节疼痛的问题，髌骨软化症、复发性髌骨脱位、骨关节炎这类关节疾病，容易找上他们。维持关节稳定性的三大主要因素是解剖结构、韧带和肌肉。解剖结构和韧带状态是天生的，能够改变的只有肌肉的力量。因此，增强肌肉是唯一能不通过手术来加强关节稳定性的方法。

另外一位舞者是一个40岁的中年女性，她是广场舞领舞，主诉是膝关节疼痛，痛点位于膝关节内侧下方和外侧下方。刚开始，我感到很奇怪：这两点分别位于鹅足肌腱止点和髂胫束止点，鹅足肌腱负责辅助小腿内旋，髂胫束负责小腿外旋，都不是常见的运动损伤部位，为什么她会同时有这两个部位的疼痛？

详细询问后，我得知她擅长鬼步舞，又想起以前有一段时间，鬼步舞风靡各大短视频平台，成为一种流行，那时有两位确诊鹅足腱炎的患者，也说过自己经常跳鬼步舞。于是我让这位舞者给我看了一段她们平时跳舞的视频，我一看到那个拧小腿的动作，一下就明白了。跳过鬼步舞的都知道，这个舞步会有很多脚尖固定、扭转膝关节的动作，恰好会用到鹅足肌腱和髂胫束，这位领舞的疼痛在膝关节内侧下方和外侧下方就说得通了。

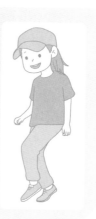

　　常见的运动形式，诸如走路、跑步、蹲起等，会经常用到一些肌肉、肌腱，这些肌肉、肌腱也会相对强健；另一些肌肉、肌腱，平时不常用或不负重，主要起协同运动的作用，就会相对薄弱。如果您经常去做一些相对特殊的动作，尤其是在初学、动作不规范或者动作强度太大时，过多使用这些"小而弱"的肌肉、肌腱，就容易造成它们的劳损。

　　这两位舞者的问题都找到了症结所在，治疗就不难了：避免引起疼痛的动作，加强相关肌肉的力量，等症状消失，再循序渐进地恢复运动强度。这也就意味着她们需要暂时停止她们喜爱的舞蹈，不然，身体得不到休息，疼痛就可能复发。九个月后，小王同学因为膝盖反复疼痛影响发挥，在考试中失利了，没能考入自己心仪的学校；而那位领舞，则坚决停掉了鬼步舞，改成了暴走锻炼，两年后再遇到时，她的膝关节疼痛早就已经消失了。

减肥也能缓解关节痛

去年，一位44岁的网店店主前来门诊就诊，主诉是膝关节反复疼痛约10年，最近加重了。

在膝关节疼痛的10年里，她能试的办法都试了，疼痛并无缓解，是最近在网络上看到我的科普，才想来再试试。我想给她开X线检查，没想到她直接拿出好几张片子来。我接过她的片子一看，惊呆了：关节间隙已经出现轻度狭窄，关节周围长了骨刺，尤其是髌骨的软骨面，明显老化。这哪像40岁的膝关节啊，看起来就像是60岁的。

我问："您平时上下楼梯、做蹲起动作，困不困难？"

她回答："别提了，我连上厕所都费劲。"

最终，她确诊为骨关节炎。

骨关节炎就是膝关节的衰老和退变，没有根治的办法。但是，不要说根治了，这么多年断断续续下来，这位店主连想缓解疼痛，都不得其法。

和很多其他网店店主一样，这位店主平时生活不规律，每天晚睡晚起、久坐不动，身高1.6米，体重却有80多千克，已经明显超重了。

我给她制定的方案非常简单："从今天开始，下定决心，3个月减掉体重的15%。如果减不下来，就别到处看病了，等着换膝关节吧。"

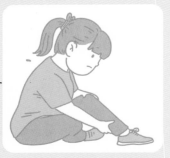

听我说完这句话，她哭了："我也想减肥，可是膝关节不好，一运动就疼，我怎么减啊！"

于是，我给她制订了减肥方案。

减肥对普通人来说，基本上都是"七分吃，三分练"。我给这位店主的减肥方案，是根据她的实际情况和具体需求来制订的。不过，大体重的人常常都有相似的困境，我将具体的计划放在这里，大家可以根据自身情况灵活采用。

制订健康的减肥方案

饮食方面：

◆每周设定两个低糖日和两个低脂日，分隔开，比如：周一周四低糖，周三周六低脂。

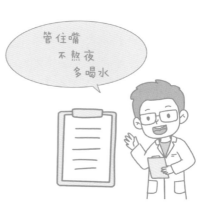

管住嘴
不熬夜
多喝水

◆低糖日时，食物中的碳水化合物，尽量减少，比如米面类的主食，不太饿就吃平时的1/3，饿的话就吃平时的一半，再饿就用牛肉、鸡胸肉、鸡蛋等高蛋白的食物代替。

◆低脂日时，比如不管做什么菜，都要尽量少放油；喝牛奶只喝脱脂奶。

◆戒掉所有的零食，除了一日三餐和水，禁止摄入其他任何食物和饮料。

◆每天喝2000毫升水，如果觉得水没有味道，可以用少量的柠檬片、茶叶来泡水。

运动方面：

◆通常来说，游泳是对关节最友好的运动，如果不会游泳，可以做不需要膝关节负重的、躺着或趴着做的健身操，加强膝关节周围的肌肉，同时消耗能量。

生活习惯方面：

◆晚上11点之前睡觉。熬夜本身会让人更易长胖，而熬夜的人常常到半夜就会感觉到饿，会忍不住吃夜宵。早睡了，就会在无形中少摄入很多热量。

她给我写了保证书，我们约好了3个月之后，视频检验。我认真地告诉她："如果这次还坚持不下来，3个月之后也别来找我了，下次我们见面，直接给您换人工膝关节。"

走之前，我给她开了3盒止痛药，叮嘱她："疼得厉害时，该吃就吃，别让疼痛影响了自己的心情。"

转眼3个月很快过去，我都把这件事忘了。一天我下班刚到家，接到一个微信视频连线，我看了看，是不认识的人，于是直接挂断。

她着急地给我发文字消息："是我，我瘦下来了！"我接了视频，才发现是她，从视频中看，她确实是瘦了。

她说："这三个月，我一共瘦了15千克，现在只有65千克了！"

我问她膝关节怎么样了，她回答："之前我出门都不敢上厕所，怕自己疼得起不来。现在我的膝关节虽然还有一点儿疼，但已经比以前好很多了！我太高兴了！谢谢您！"

她还在视频中告诉我，之前她的血压有点高，现在也正常了。我鼓励她继续坚持，让她把目标定到55千克。她表示非常有信心实现目标。

其实，我什么治疗也没做，我只是逼着她立"军令状"。最终还是靠她自己完成了整个康复的过程，管住嘴是靠她自己的毅力，减下肥是靠她自己的决心。但作为那个"恶人"，她的变化还是让我很开心。

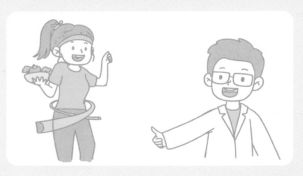

肥胖是膝关节炎的独立危险因素，体重80千克的人，相当于体重65千克的人每天扛着一个15千克的麻袋在走路、上下楼梯和蹲起，可以想象，超重者的膝关节承受了多么大的负担。减减体重，有时关节的症状就能明显缓解。

写在最后：不同年龄，关节养护各不同

希望本书能给各位读者带来帮助。在今后，我也会持续科普，将与骨骼、关节相关的知识分享给大家。在这本书的最后，关于养护关节，我想给不同年龄段的朋友一些建议。

婴儿阶段

0~6月

（1）在孩子6周、12周大的时候，要用超声筛查髋关节，排除髋关节发育不良。

（2）分腿抱比并腿抱更科学，不建议打襁褓，也不要为了让孩子以后腿直而绑腿。

（3）母乳几乎不含维生素D，孩子应该在出生几天后就开始补充维生素D，每天补充400IU。

7~12月

（1）在这一时期，孩子开始学习走路，O形腿是该年龄段正常的生理表现，无须过多干预。一般在孩子2~4岁之后腿型会逐渐改善。

（2）如果是母乳喂养，此阶段的孩子每天仍然需要补充400IU维生素D；如果是配方奶或混合喂养，就要关注配方奶的维生素D含量。

（3）只要喝奶量够，孩子就不要额外补钙。

儿童阶段

1~3 岁

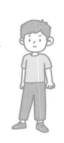

（1）O 形腿在这个时期仍然是正常的。如果发现孩子是维生素 D 缺乏引起的佝偻病、两侧腿弯的不对称等，就要及时补充维生素 D。该年龄段的孩子，维生素 D 每日需求量是 600IU。

（2）孩子突然走路有些瘸，如果找不到原因，多数是髋关节滑膜炎。家长可暂时观察，一般过段时间就能自己恢复。如果症状出现时间较长或孩子哭闹得厉害，可以去儿童骨科看一下。

4~7 岁

（1）该阶段的孩子易发生桡骨小头半脱位，如果在他人猛地拽孩子胳膊或手腕后，孩子突然哭闹，并且不愿意活动上肢，就有可能是孩子肘关节里的一个结构——桡骨小头，发生了半脱位。发生半脱位也不必紧张，去医院，医生会在几分钟内完成复位。

（2）这个年龄的孩子可能有轻度的"X 形腿"或内八，是正常现象，7 岁之后会逐渐正常。

青少年阶段

7~18 岁

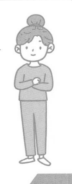

（1）该年龄段是骨肿瘤的高发阶段。如果孩子有关节周围固定位置的疼痛，尤其是能摸到隆起的肿物时，不要当成生长痛，要及时看医生。

（2）有的孩子，尤其是柔韧性异常好的孩子，可能会经常突然摔倒，出现髌骨脱位。这时候，要提高警惕，带他去看医生。

如果孩子髌骨脱位反复发作，可能需要手术治疗。

（3）有些孩子的半月板天生就是盘状，如果没有症状，家长并不会知道，直到孩子在某次运动时，出现膝关节疼痛、交锁等症状，检查了才会发现是盘状半月板撕裂。盘状半月板撕裂需要进行关节镜手术治疗，这是个小手术，不会出现严重的后遗症，不用担心。

青壮年阶段

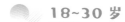
18~30 岁

（1）青年期是身体机能最旺盛、运动能力和恢复能力最强的阶段，在这个阶段，某个关节反复疼痛、肿胀，就是不正常的。类风湿关节炎、系统性红斑狼疮、强直性脊柱炎等风湿免疫系统疾病，经常在这个年龄段发病，都可能影响到关节，要去医院看医生，相关的科室有骨科和风湿免疫科。

（2）男性，尤其是体型较大的男性，容易在这个年龄出现高尿酸血症和痛风的问题。想进行自我健康管理，就要控制体重、规律作息。

（3）髌骨发育不全的人群，容易出现髌骨软化症的问题，主要表现为膝前痛，尤其在运动后、蹲起时、上下楼梯时，髌骨软化症往往更复杂。主要涉及：关节结构、肌肉、路姿等多种因素，建议找专业运动医学医生和康复医师评估并指导运动康复。

（4）这个年龄的人群，运动损伤高发，一旦出现了半月板损伤、韧带断裂等，或者受伤后膝关节反复肿胀甚至卡壳，就要赶紧去医院找医生。

（5）大体重人群，减重不要太快，否则，膝关节可能承受不住，继发而出现骨髓水肿，虽然不会导致严重后果，但足让您的减肥计划搁浅。

30~50 岁

（1）壮年人群，要提前做好膝关节的保养，比如少爬山、尽量不下蹲等，加强大腿前后和臀部的肌肉力量，对膝关节健康也有好处。

（2）有些人，尤其是女性，在 40 岁之后就开始膝关节疼，要去医院看看，了解自己的膝关节状态。

（3）有些髋关节发育不良的人，年轻时没有任何症状，在这个年龄段，髋关节就会开始疼痛。

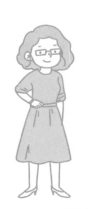

（4）这个年龄段是股骨头坏死的高发时段。本病一旦确诊，只要能延缓病情进展，就是达标，不要执着于根治，以免上当受骗。

（5）活动时髋关节疼痛，就去医院拍个片子；如果确诊了髋关节撞击综合征，就要减少引起疼痛的动作。

中老年阶段

50~60 岁

（1）多数骨关节病高发于这个年龄段。

（2）此年龄段的人需要关注骨密度，警惕骨质疏松发生。

（3）得了"肩周炎"，最好去医院做核磁共振检查，看有没有明显的肩袖损伤。如果有肩袖损伤，就要接受治疗；如果没有，仅是肩关节粘连，通常只要 1 年到 1 年半的时间，疼痛就能自行缓解。

（4）如果感到膝关节疼，就去医院看看，很可能是骨关节炎。

（5）这个年龄，做关节置换稍微有些早，如果症状确实很严重，就要先做关节检查明确诊断，再考虑是否置换。

（6）养成并保持运动习惯。

60~75 岁

（1）在这个年龄段，很多未干预的膝骨关节炎患者已经出现了 O 形腿，到了严重疼痛的关节炎终末期。这个年龄是关节置换的合适年龄，如果从症状和片子上都看到了手术指征，就要做。犹犹豫豫，拖到年龄大了不得不进行手术，风险更高。

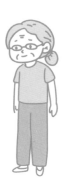

（2）骨质疏松的人摔倒后，容易引发髋关节骨折。这个年龄，只要身体能耐受，手术尤其是髋关节置换手术是首选。

（3）力所能及地保持运动习惯。

75 岁以上

（1）力所能及地保持运动习惯。

（2）很多老年人都是在这个年龄摔倒骨折并最终去世的。骨折本身不致死，卧床的并发症却经常夺命，因此避免长期卧床非常重要。

（3）髋部骨折人群，如果身体能耐受，虽然有一定的风险，手术也可能是最优选择。

（4）家中最好是无障碍设计，地面、家具要防滑、防磕。

（5）雨雪天气不要出门。

（6）如果有骨质疏松的问题，就要进行抗骨质疏松治疗。

最后，希望小朋友、大朋友、老年朋友们，都能够拥有健康关节，提高生活质量！

如果您想了解更多的骨骼或者关节科普知识，可以在各个社交平台关注我的账号：

微信公众号：骨往筋来王博士；

微信视频号：骨往筋来科普；

抖音、快手：骨往筋来。